全国中医药行业高等教育“十三五”创新教材

药理实验教程

（供中医药类专业用）

主　审　孙建宁（北京中医药大学）
主　编　张硕峰（北京中医药大学）
　　　　孙文燕（北京中医药大学）
副主编　（按姓氏笔画排序）
　　　　王　晶（北京中医药大学）
　　　　陈云华（北京城市学院）
　　　　赵　晖（首都医科大学中医药学院）
　　　　贾占红（北京中医药大学）

中国中医药出版社
·北　京·

图书在版编目（CIP）数据

药理实验教程/张硕峰，孙文燕主编．—2版．—北京：中国中医药出版社，2017.2（2025.1重印）

全国中医药行业高等教育“十三五”创新教材

ISBN 978-7-5132-4018-5

Ⅰ.①药… Ⅱ.①张… ②孙… Ⅲ.①药理学-实验-高等学校-教材 Ⅳ.①R965.2

中国版本图书馆CIP数据核字（2017）第029126号

中国中医药出版社出版

北京经济技术开发区科创十三街31号院二区8号楼

邮政编码 100176

传真 010 64405721

北京盛通印刷股份有限公司印刷

各地新华书店经销

开本 787×1092 1/16 印张9 字数202千字

2017年2月2版 2025年1月第4次印刷

书号 ISBN 978-7-5132-4018-5

定价 26.00元

网址 www.cptcm.com

全国中医药行业高等教育“十三五”创新教材

《药理实验教程》编委会

主　审　孙建宁（北京中医药大学）

主　编　张硕峰（北京中医药大学）

　　　　孙文燕（北京中医药大学）

副主编　（按姓氏笔画排序）

　　　　王　晶（北京中医药大学）

　　　　陈云华（北京城市学院）

　　　　赵　晖（首都医科大学中医药学院）

　　　　贾占红（北京中医药大学）

编　委　（按姓氏笔画排序）

　　　　王　斌（陕西中医药大学）

　　　　方　芳（北京中医药大学）

　　　　方晓燕（河南中医药大学）

　　　　卢金福（南京中医药大学）

　　　　邢建峰（西安交通大学药学院）

　　　　李秋月（北京中医药大学 东方学院）

　　　　张晓双（陕西中医药大学）

　　　　董世芬（北京中医药大学）

编写说明

近年来，随着高等中医药院校的教学改革不断深入，药理学和中药药理学实验课的教学内容也相应拓宽，课程开设的目的不只是验证药理学、中药药理学的基本理论，进行基本操作训练，更重要的是培养学生的科研思维能力。随着实验技术与手段的不断进步和实验设备的更新，许多实验项目都进行了相应的改进，原有的药理学实验教材已不能满足目前药理学实验教学的需要。为此，我们根据多所院校多年来的药理学和中药药理学实验教学经验和近年来对一些原有实验项目所做的改进和调整，编写了这本《药理实验教程》。

《药理实验教程》分为总论、各论和附录。总论主要介绍药理实验的基本知识，药理实验的基本操作技术，药理实验设计基础知识，医学统计基本知识。各论包括7个部分，介绍药理学、中药药理学实验内容。附录介绍了常用实验动物的生理常数、常用生理溶液的成分与配制、常用非挥发性麻醉药及常用抗凝剂的配制等相关内容。

在本教材编写过程中，我们充分考虑了高等中医药院校药理学和中药药理学的实验教学特点，注重实验的可操作性、可观察性，删除了一些不易在学生实验课中进行的实验项目，新增了中药新药研究实例和计算机在药理实验中的应用，并对药理学实验设计及有关知识，以及相关仪器的使用进行了介绍。内容紧扣教材，使学生能在实验中验证药理学理论、药物作用，加深对课堂教学内容的理解，并注重培养和提高学生分析问题和解决问题的能力。本书可供全国高等中医药院校本科生使用，各院校可根据自身的需要和条件选择实验内容。

在本教材的编写过程中，得到许多同行的大力支持与协助，在此一并表示感谢。由于编写时间仓促，会有一些不妥之处，恳请使用者提出宝贵意见，以便再版时修订提高。

编者

2017年1月

目 录

上篇 总 论

下篇 各 论

上篇 总论

第一章 药理实验的基本知识

一、药理实验课的目的和任务

药理实验课是药理学的配套课程，也是药理学主要实践环节之一。该课程不仅能强化理论课的教学，还具有特定的教育作用。药理实验课的目的在于通过实验使学生学习和掌握实验的基本操作技能和实验报告的写作能力，培养学生提出问题、分析问题、解决问题的科学思维方法，养成实事求是、严谨求证的工作态度和规范操作、分工协作的工作作风，验证药理学中重要的基本理论，更牢固地掌握药理学的基本概念。

通过本课程的学习，学生应掌握药理实验常用指标的测量方法；掌握药理实验基本操作技能；能独立分析实验结果、书写规范的实验报告；了解药理实验设计的一般原则和方法，并作初步尝试。

二、药理实验课的要求

一次完整的实验课包括实验前、实验过程中和实验后三个环节。实验前应有目的地做好充分准备，仔细阅读和研究实验指导，了解实验目的和实验操作方法，结合实验内容，复习有关药理、生理及生化知识，预期实验中可能出现的结果和问题。这是避免被动盲目操作、提高实验课质量的重要前提。

实验时必须遵守实验室规则，进入实验室前穿好白大衣，在实验室内保持安静，不随意走动，不做与实验无关的事。节约实验用品，实验动物只能由教师统一发给。实验器材损坏、丢失，需赔偿。已调试好的仪器不要任意调动，实验器具不得与其他组调换，如需要可向带教老师要求添加或更换。实验时要注意动脑筋思考，实验中自行更改或设计项目应征求同伴和教师意见。组内分工合作，认真有条理地操作，耐心细致地观察，及时准确地记录原始数据，经带教老师许可后方能结束实验。

实验结束后，各组整理实验结果，清理实验器材，擦洗干净，妥善放置。清理好自己的场地，动物尸体放在指定位置。值日生清理好公共用品和场地，报教师同意后方可离开。

特别强调要珍惜实验条件和机会，保证实验课质量，绝对不许用动物和手术器械开玩笑。

三、药理实验报告的书写

实验结束后应书写实验报告，通过良好的总结，可使我们把在实验过程中获得的感性认识提高到理性认识，可以明确已取得的成绩、尚未解决的问题以及工作中的优缺点。书写实验报告是对所做实验的再理解、再创造的过程，是检查学生知识掌握和衡量能力的重要尺度之一，是今后撰写科学论文的初始演练。实验报告要求结构完整、条理清晰、用词规范、数据真实可靠，结论正确。除一般要求报告撰写人姓名、参与人员、时间、地点、实验室温度和湿度外，主要包括以下几方面内容：

1. 实验题目

实验题目一般包括受试药物、实验对象、实验内容等。如“传出神经系统药物对麻醉猫动脉血压的影响”“云南白药对小鼠出血时间的影响”等。

2. 实验目的

说明通过实验要达到的目标。如“学习出、凝血时间的测定方法，观察云南白药的止血作用”等。

3. 实验材料

实验材料包括实验动物，受试药物，试剂的名称、规格、来源等；使用的仪器设备的名称、型号等。

4. 实验方法

用简明的文字阐明实验的主要操作步骤，包括动物的分组，给药途径、剂量，实验的操作步骤，指标的测量方法，统计学的方法等。

5. 实验结果

实验结果是实验报告的主要部分，来源于实验的原始数据，经过归纳、整理后，用文字、图、表格的形式显示，并显示统计结果。实验结果要随时记录，实验结束后应立即对实验结果加以整理，如表格的填写、曲线的绘制图等。切不可单凭记忆，否则容易发生错误或遗漏。药理实验的结果常用表格的形式记录，表内项目包括组别、动物数、剂量、实验指标等，表格中实验结果一般用“均值±标准差”的方式表示。如（表 1-1）：

表 1-1　云南白药对小鼠出血时间的影响

组别	动物数	剂量	出血时间（秒）
对照组	10	–	25.2±2.7
云南白药组	10	5g/kg	19.3±2.9*

注：与对照组比较，* 表示 $P<0.05$。

6. 讨论

针对实验结果与观察到的现象，联系已掌握的理论知识，进行分析并解释说明。判断结果是否为预期结果，非预期的结果要分析可能的原因，并提出改进方案，还要指出实验结果的生理意义。

7. 结论

结论是用简短的语言对实验结果进行归纳后做出的概括性论断，应与实验目的相对应。实验结论中一般不要罗列具体的结果，而是本实验结果中能够归纳出的概括性的判断，即这一实验所能验证的概念、原则或理论的简明总结。不能充分证明的理论分析不应写入结论。

第二章 药理实验的基本操作技术

一、常用实验动物

药理实验主要以活的动物为实验对象，如蛙、家兔、小鼠、大鼠、犬、猫等。需根据不同的实验目的选择实验动物。接近动物必须遵守操作规程，事先了解动物习性，避免惊吓动物，密切注意动物反应。实验时应穿好工作服，必要时使用器械，戴好手套，实验完成后及时洗手及消毒，保证人和动物的安全。

1. 大鼠

哺乳纲，啮齿目，鼠科，大鼠属。大鼠门齿较长，抓捕时易受激怒而袭击、咬伤操作者，尤其是哺乳期的母鼠更凶猛。大鼠双子宫（雌性），无胆囊，不能呕吐，因此药理实验时应予注意。大鼠垂体-肾上腺系统功能发达，应激反应灵敏；行为表现多样，情绪敏感。大鼠血压和血管阻力对药物反应敏感，但对强心苷的作用较猫敏感性低；肝脏再生能力强，切除60%~70%的肝叶仍有再生能力；对炎症反应灵敏；其眼睛角膜无血管。成年雌鼠在动情周期不同阶段，阴道黏膜可发生典型变化，采用阴道涂片法来观察性周期中阴道上皮细胞的变化，可推知性周期各个时期中卵巢、子宫状态与垂体激素的变动。大鼠（包括小鼠）心电图中没有S-T段，甚至有的导联也不见T波，如有T波也是与S波紧密相连，或在R波降支上即开始，以致看不到S-T段。但心电图其他成分稳定，重复性好。豚鼠以上较大的动物均有明显的S-T段，在选择动物品种时应予以注意。大鼠垂体较脆弱地附着在漏斗下部，不需要很大的吸力就可以除去而不破坏脑膜，适宜于制作去垂体模型。大鼠也很适于做肾上腺和卵巢等内分泌腺切除手术。

2. 小鼠

哺乳纲，啮齿目，鼠科，小鼠属。小鼠成熟早、繁殖力强，一般雌鼠35~50日龄、雄鼠45~60日龄性发育成熟，寿命约2年。发情周期不同阶段的阴道黏膜会发生典型变化，可据此做涂片判断。小鼠是当今世界上研究最详尽的哺乳类实验动物，被各研究领域广泛使用。常用于药理实验的小鼠的品种如昆明种、ICR种、NIH种、Balb/c种等。

3. 家兔

哺乳纲，兔型目，兔科，有食软粪特性（或称假反刍），分泌的胆汁较多，相当于同等体重犬的7倍。具有夜行性和嗜眠性，当使其仰卧顺毛抚摸其胸腹部并按摩其太阳穴可使其进入睡眠状态，在不行麻醉的情况下可进行短时间的实验操作。解剖学上，家兔颈部有降压神经独立分支，属于传入神经。家兔为刺激性排卵，卵巢表面变化典型。

4. 犬

哺乳纲，食肉目，犬科，寿命约15年，成年期接近2年。犬大脑发达，适应性强。常用于循环系统、消化系统和条件反射以及器官移植等研究。专供实验用的有“小猎兔犬（Beagle）”等。

5. 两栖类

生物医学中常用蟾蜍和青蛙，两栖纲，分别属于无尾目的蟾蜍科和蛙科。背部淋巴囊明显，可用于注射。蛙类的心脏在离体情况下仍可长时间有节奏地搏动，常用来研究药物对心脏的作用。腓肠肌和坐骨神经可用来观察药物对外周神经功能及骨骼肌收缩功能的影响。

6. 猫

哺乳纲，食肉目，猫科。猫和兔属典型的刺激性排卵动物，只有经过交配的刺激，才能进行排卵。猫的循环系统发达，血压稳定，血管壁较坚韧，对强心苷比较敏感。猫对吗啡的反应和一般动物相反，表现为中枢兴奋。猫对呕吐反应灵敏，呼吸道黏膜对气体或蒸气反应很敏感，对所有酚类都敏感。猫在正常条件下很少咳嗽，但受到机械刺激或化学刺激后易诱发咳嗽。

7. 豚鼠

哺乳纲，啮齿目，豚鼠科，又名天竺鼠、海猪、荷兰猪。对各种刺激均有极高的反应，如对音响、气味和气温突变等均极敏感，故在空气混浊和寒冷环境中易发生肺炎，并引起流产，受惊时亦可流产。对抗生素也特别敏感，投药后容易引起肠炎和死亡，如使用青霉素，不论剂量多大、途径如何，均可引起小肠和结肠炎，甚至死亡。对青霉素的敏感性比小鼠高1000倍，故用青霉素治疗时应特别小心。耳蜗管敏感，便于做听力实验，豚鼠对700~2000Hz纯音最敏感，如常用2000Hz音频来进行新霉素对内耳毒性的研究。

其他常用于药理实验的动物还有地鼠、鸡、鸭、猪、猴、猿等。

二、实验动物的选择

1. 大鼠

比较适用于抗炎药物实验，血压测定，利胆、利尿药实验，也可用于进行亚急性和慢性毒性实验。

白化型大鼠以Wistar大鼠最为常用。另有癫痫大鼠，用铃响刺激则癫痫发作，适于研究人类癫痫病。高血压大鼠出生5周龄血压可达150mmHg，成年后血压平均为170~180mmHg，最高可达200mmHg以上，高血压自发率为100%，伴有高血压性心血管病变，适于人类的高血压病研究。

采用大白鼠与家鼠杂交培育的大灰鼠比纯种大白鼠较易引起听源性高血压。大灰鼠长期处于噪音或钥匙叮当响声刺激造成听源性紧张情况下，可诱发神经源性高血压，它与人的高血压病相类似，适用于降压药物的筛选。

2. 小鼠

适用于需大量动物的实验，如某些药物的筛选、半数致死量的测定；也较适用于避孕药实验、抗炎镇痛药实验、中枢神经系统药实验、抗肿瘤药及抗衰老药实验等。

3. 家兔

由于家兔体温变化敏感，常用于体温实验，如用于热原检查；还常用于研究药物对小肠的作用等。

4. 犬

犬是记录血压、呼吸最常用的大动物。还可利用犬做成胃瘘、肠瘘，以观察药物对胃肠蠕动和分泌的影响。在进行慢性毒性实验时，也常采用犬。

5. 豚鼠

因其对组胺敏感，并易于致敏，故常用于抗过敏药、平喘药和抗组胺药的实验；也常用于离体心脏、肠管实验；又因它对结核杆菌敏感，常用于抗结核病药的实验。

6. 猫

猫血压稳定，心搏力强，适用于观察用药后呼吸、心血管系统的功能变化和药物代谢过程。还可用脑室灌流研究药物的作用部位、药物通过血脑屏障的机理等。

7. 蛙和蟾蜍

可进行脊髓休克、脊髓反射、反射弧分析、肠系膜或蹼血管微循环等的实验。

三、实验动物的抓取固定方法

正确地抓取固定动物，是为了不损害动物健康，不影响观察指标，并防止被动物咬伤，保证实验顺利进行。抓取固定动物的方法依实验内容和动物种类而定。抓取固定动物前，必须对各种动物的一般习性有所了解，抓取固定时既要小心仔细，不能粗暴，又要大胆敏捷，确实达到正确抓取固定动物的目的。

1. 小鼠的抓取固定方法

小鼠温顺，一般不会咬人，抓取时先用右手抓取鼠尾提起，置于鼠笼或实验台并向后拉，在其向前爬行时，用左手拇指和食指抓住小鼠的两耳和颈部皮肤，将鼠体置于左手心中，把后肢拉直，以无名指按住鼠尾，小指按住后腿即可（图 2-1）。有经验者直接用左手小指钩起鼠尾，迅速以拇指、食指和中指捏住其耳后颈背部皮肤亦可。这种固定方式，能进行实验动物的灌胃，皮下、肌肉和腹腔注射以及其他实验操作。进行解剖、手术、心脏采血和尾静脉注射时，则需将小鼠做一定形式的固定。

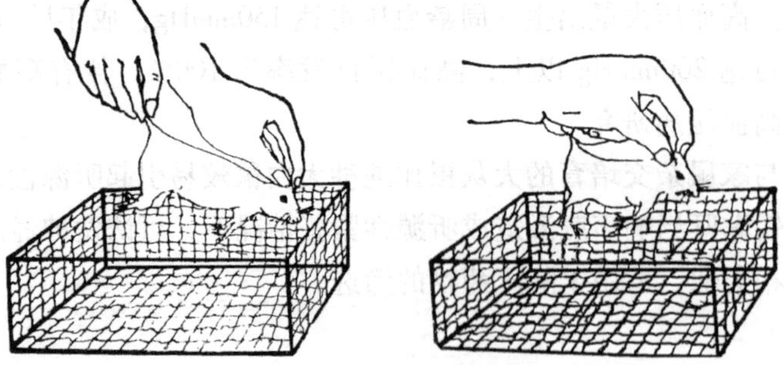

图 2-1 小鼠的抓取固定方法

2. 大鼠的抓取固定方法

大鼠的抓取方法与小鼠基本相同，抓取时为避免咬伤，可戴上帆布手套。如果进行腹腔、肌肉、皮下等注射或灌胃时，同样可采用左手固定法，只是用拇指和食指捏住鼠耳，余下三指紧捏鼠背皮肤，置于左掌心中，这样右手即可进行各种实验操作。也可伸开左手之虎口，敏捷地从后一把抓住。若做手术或解剖等，则需事先将动物麻醉或处死，然后背卧位绑在大鼠固定板上。

3. 蛙类的抓取固定方法

蛙类的抓取方法见图 2-2，宜用左手将动物背部贴紧手掌固定，以中指、无名指、小指压住其左腹侧和后肢，拇指和食指分别压住左、右前肢，右手进行操作。在抓取蟾蜍时，注意勿挤压两侧耳部突起之毒腺，以免毒液射进实验者眼中。

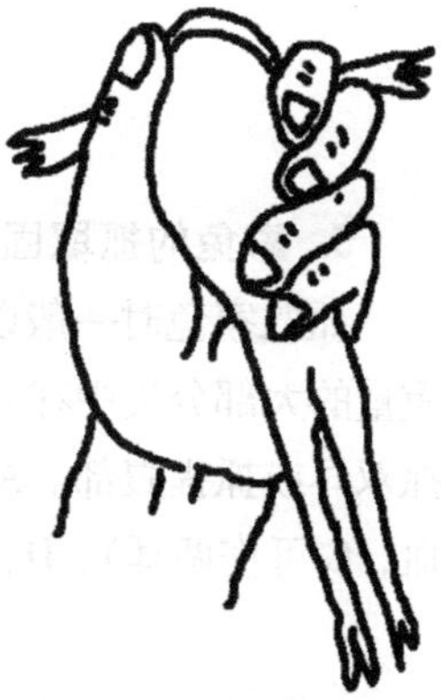

图 2-2　蛙类的抓取固定方法

实验如需长时间观察，一般采用损毁脑及脊髓的办法。可破坏其脑脊髓（观察神经系统反应时不应破坏脑脊髓），或采用乙醚吸入麻醉，或皮下注射水合氯醛，麻醉后用大头针固定在蛙板上。制动后的蛙依实验需要采取俯卧位或仰卧位固定，可用大头针将四肢钉于木制蛙板上操作。

损毁脑及脊髓的操作如图 2-3。用食指将蛙头向下压成直角，右手指可触摸到柔软凹陷的枕骨大孔，用蛙针刺入向前搅动捣毁脑。也可用铁剪刀自口角后缘剪去上颌。若同时捣毁脊髓，则称为双刺毁，全身肌肉将处于松弛瘫软状态。

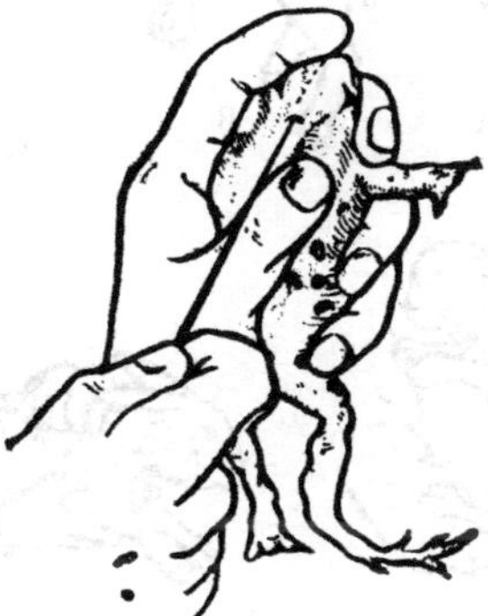

图 2-3　破坏蛙脊髓的方法

4. 豚鼠的抓取固定方法

豚鼠较为胆小易惊，不宜强烈刺激和惊吓，所以在抓取时，必须稳、准、迅速。一般抓取方法是：先用手掌迅速扣住鼠背，抓住其肩胛上方，以拇指和食指环握颈部，另一只手托住臀部（图 2-4）。固定的方式基本同大鼠。

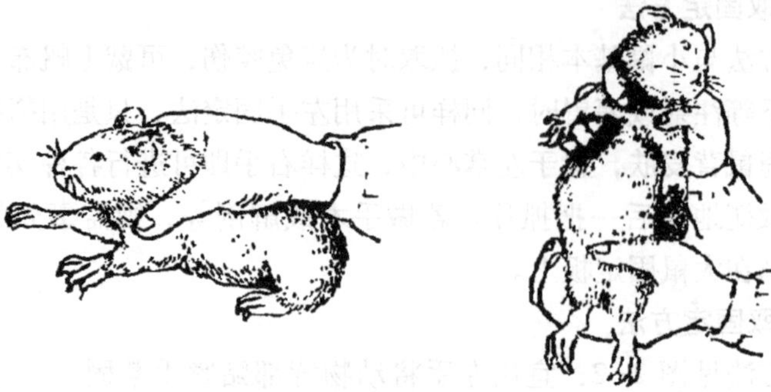

图 2-4　豚鼠的抓取固定方法

5. 家兔的抓取固定方法

抓取家兔时一般以右手抓住兔颈部的毛皮提起，然后左手托其臀部或腹部，让其身体重量的大部分集中在左手上（图 2-5），这样就避免了抓取过程中的动物损伤。不能采用抓双耳或抓提腹部。A、B、C 均为不正确的抓取方法（A 可损伤两肾，B 可造成皮下出血，C 可伤两耳），D、E 为正确的抓取方法。颈后部的皮厚可以抓，并用手托兔体。

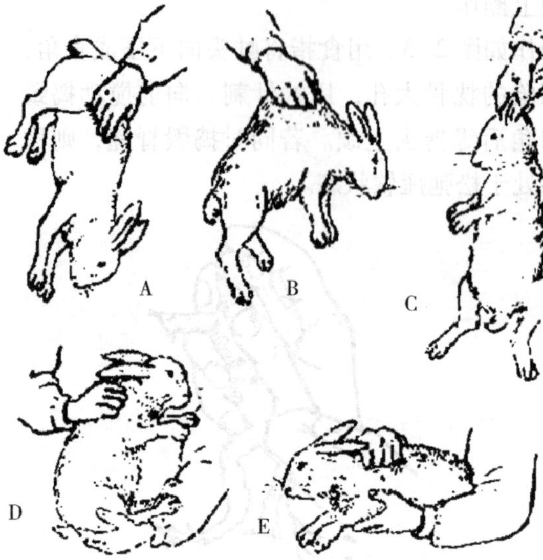

图 2-5　家兔抓取方法

家兔的固定一般分为盒式、台式和马蹄形三种。盒式固定（图 2-6）适用于兔耳采血、耳缘静脉注射等情况；若做血压测量、呼吸等实验和手术时，则需将兔固定在兔台上（图 2-7），四肢用粗棉绳活结绑住，拉直四肢，将绳绑在兔台四周的固定木块上，头以固定夹固定或用一根粗棉绳挑过兔门齿绑在兔台铁柱上；马蹄形固定（图 2-8）多用于颅脑部位的实验。固定时先剪去两侧眼眶下部的毛皮，暴露颧骨突起，调节固定器两端钉形金属棒，使其正好嵌在突起下方的凹处，然后在适当的高度固定金属棒。用马蹄形固定器可使兔取用背卧位和腹卧位，是研究中常采用的固定方法。

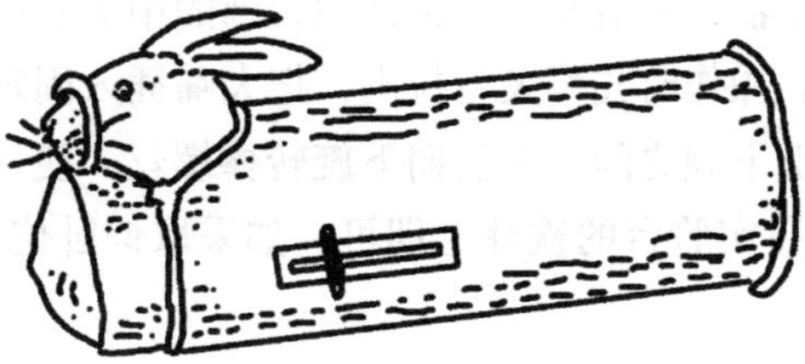

图 2-6　家兔盒式固定法

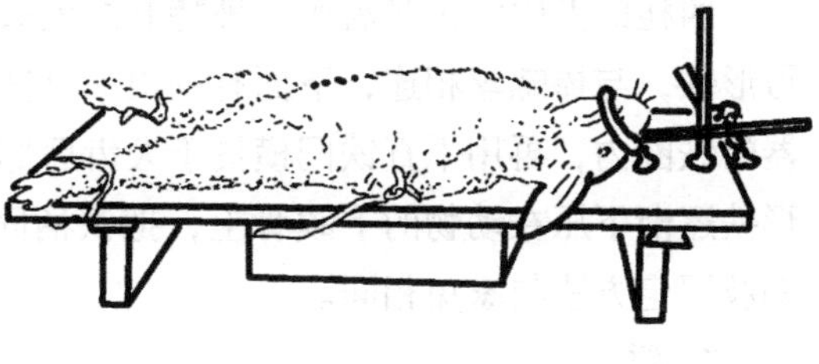

图 2-7　家兔台式固定法

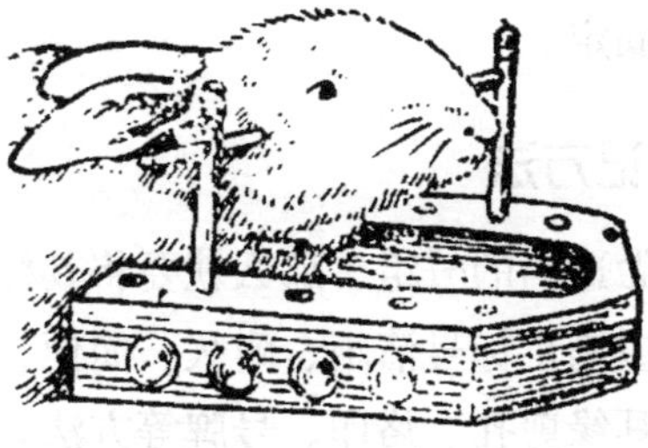

图 2-8　家兔马蹄形固定法

6. 犬的抓取固定方法

未经训练用于急性实验的犬性情凶猛，因此进行实验时第一个步骤就是要绑住嘴。驯服的犬绑嘴时可从侧面靠近轻轻抚摸其颈背部皮毛，然后迅速用布带缚住其嘴。方法是用布带迅速兜住犬的下颌，绕到上颌打一个结，再绕回下颌下打第二个结，然后将布带引至头后颈项部打第三个结，并多系一个活结（以备麻醉后解脱），注意捆绑松紧度要适宜（图 2-9）。倘若此举不成，应用犬头钳夹住其颈部，将其按倒在地，再绑嘴。如实验需要静脉麻醉时，可先使动物麻醉后再移去头钳，解去绑嘴带，把动物放在实验台上，然后先固定头部，再固定四肢。较温顺的犬可采用徒手固定（图 2-10），进行前肢静脉注射。

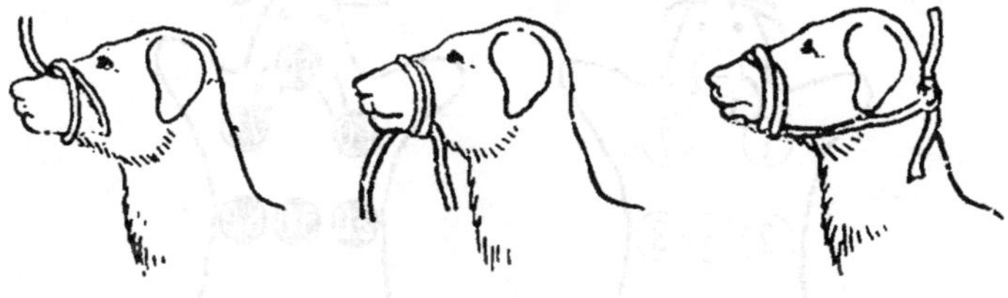

图 2-9　犬嘴捆绑法

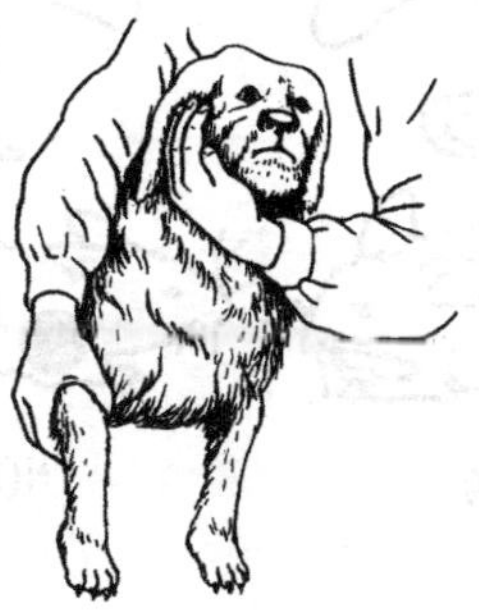

图 2-10　犬徒手固定

凶猛的犬固定头时需用一种特制的犬头固定器，固定器为一圆铁圈，圈的中央有一弓形铁，与棒螺丝相连，下面有一根平直铁闩。操作时先将犬舌拉出，把犬嘴插入固定器的铁圈内，再用平直铁闩横贯于犬齿后部的上下颌之间，然后向下旋转棒螺丝，使弓形铁逐渐下压在动物的下颌骨上，把铁柄固定在实验台的铁柱上即可。如采取仰卧位，四肢固定方法与家兔相同。

7. 猫

猫的动作十分敏捷，实验时需先将其麻醉，然后固定在兔台上进行实验操作，或根据实验需要采用相应的体位固定。

四、实验动物编号标记方法

动物在实验前常常需要做适当的分组，那么就要将其标记使各组加以区别。标记的方法很多，良好的标记方法应满足标号清晰、耐久、简便、适用的要求。

常用的标记法有染色、耳缘剪孔、烙印、号牌等方法。

颜料涂染标记方法在实验室最常使用，也很方便。使用的颜料一般有3%~5%苦味酸溶液（黄），2%硝酸银溶液（咖啡色）和0.5%中性品红溶液（红色）等。标记时用毛笔或棉签蘸取上述溶液，在动物体的不同部位涂上斑点，以示不同号码。编号的原则是：先左后右，从上到下。一般把涂在左前腿上的记为1号，左侧腰部记为2号，左后腿记为3号，头顶部记为4号，腰背部记为5号，尾基部记为6号，右前腿记为7号，右侧腰部记为8号，右后腿记为9号。若动物编号超过10或更大数字时，可使用上述两种不同颜色的溶液，即把一种颜色作为个位数，另一种颜色作为十位数，这种交互使用可编到99号，假使把红色记为十位数，黄色记为个位数，那么右后腿黄斑，头顶红斑，则表示是49号鼠（图2-11），其余类推。

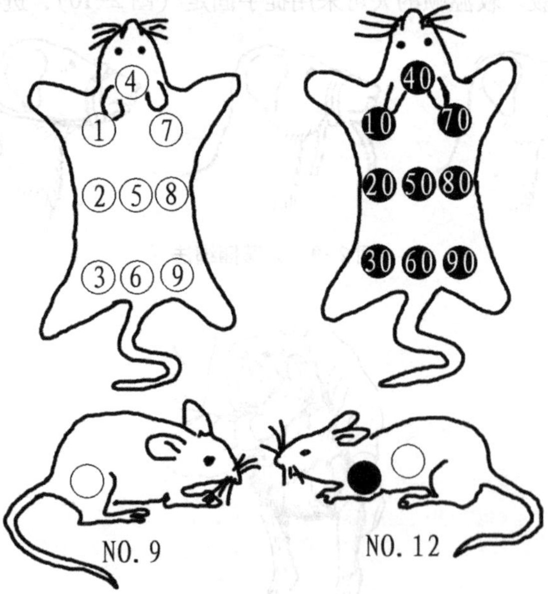

图2-11 颜料涂染标记法

烙印法是用刺数钳在动物耳上刺上号码，然后用棉签蘸着溶在酒精中的黑墨在刺号上加以涂抹，烙印前最好对烙印部位预先用酒精消毒。也可用金属制的牌号固定于实验动物的耳上，大动物可系于颈上。

对犬、猫、猴等大动物有时可不做特别标记，只记录它们的外表和毛色即可。

五、实验动物给药途径和方法

在药理实验中，为了观察药物对机体功能、代谢及形态的影响，需将药物注入动物体内。给药的途径和方法是多种多样的，可根据实验目的、实验动物种类和药物剂型等情况确定。

1. 注射给药

（1）*皮下注射*：注射时以左手拇指和食指提起皮肤，将连有针头的注射器刺入皮下。注射部位一般大鼠、小鼠在颈背部（图 2-12）；犬、猫多在大腿外侧；豚鼠在后大腿的内侧或小腹部；兔在背部或耳根部。

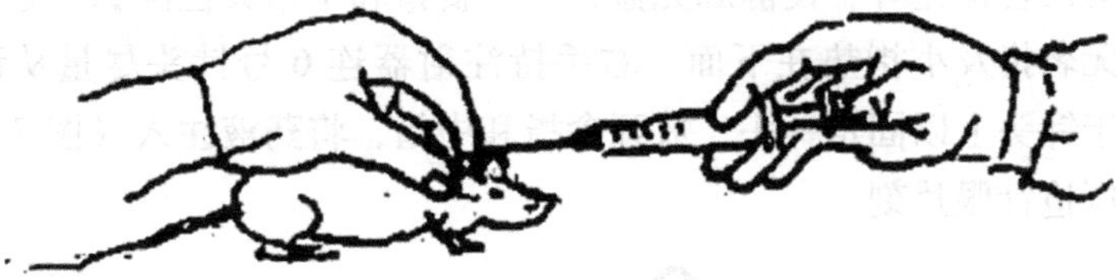

图 2-12　大鼠皮下注射方法

（2）*皮内注射*：皮内注射时需将注射的局部脱去被毛，消毒后，用左手拇指和食指按住皮肤并使之绷紧，在两指之间，用注射器连细针头，紧贴皮肤表层刺入皮内，然后再向上挑起并再稍刺入，即可注射药液，此时可见皮肤表面鼓起一白色小皮丘。

（3）*肌肉注射*：肌肉注射应选肌肉发达、无大血管通过的部位，一般多选臀部。注射时垂直迅速刺入肌肉，回抽针栓如无回血，即可进行注射。给小鼠、大鼠等小动物作肌肉注射时，用左手抓住鼠两耳和头部皮肤，右手取连有针头的注射器，将针头刺入大腿外侧肌肉，将药液注入。

（4）*腹腔注射*：用大、小鼠做实验时，以左手抓住动物，使腹部向上，右手将注射针头于左（或右）下腹部刺入皮下，使针头向前推 0.5～1.0cm，再以 45°角穿过腹肌，固定针头，缓缓注入药液（图 2-13）。为避免伤及内脏，可使动物处于头低位，使内脏移向上腹。若实验动物为家兔，进针部位为下腹部的腹白线旁 1cm 处。

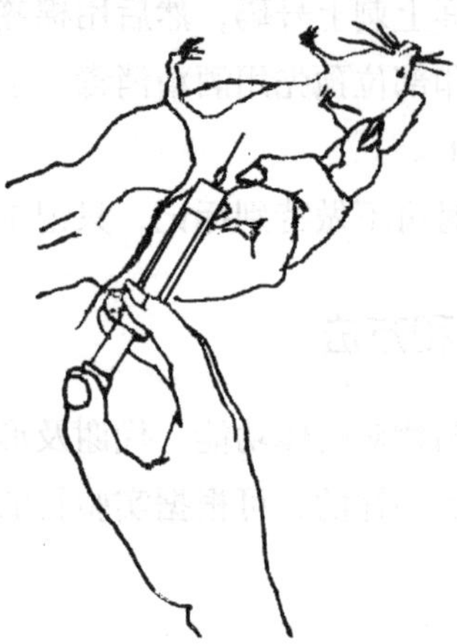

图 2-13　小鼠腹腔注射方法

（5）静脉注射：兔耳部血管分布清晰，兔耳中央为动脉，耳内、外缘为静脉。内缘静脉深，不易固定，故不用；外缘静脉表浅，易固定，常用。先拔去注射部位的被毛，用手指弹动或轻揉兔耳，使静脉充盈，左手食指和中指夹住静脉的近端，拇指绷紧静脉的远端，无名指及小指垫在下面，右手持注射器连 6 号针头尽量从静脉的远端刺入，移动拇指于针头上以固定针头，放开食指和中指，将药液注入（图 2-14），然后拔出针头，用手压迫针眼片刻。

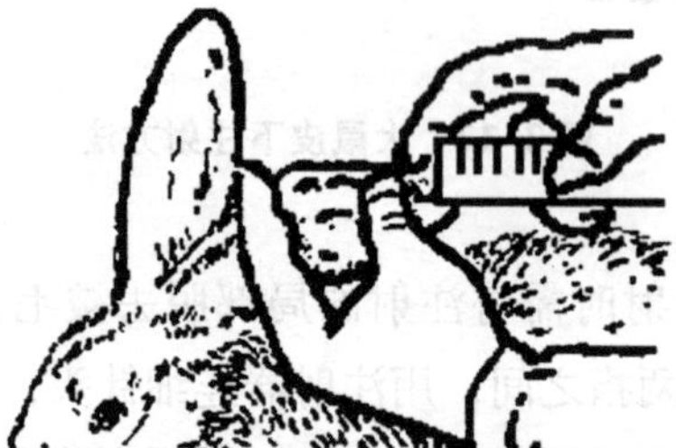

图 2-14　家兔耳缘静脉注射方法

小鼠和大鼠一般采用尾静脉注射，鼠尾静脉有 3 根，左右两侧及背侧各 1 根，左右两侧尾静脉比较容易固定，多采用，背侧 1 根也可采用，但位置不如两侧容易固定。操作时先将动物固定在鼠筒内或扣在烧杯中，使尾巴露出，尾部用 45~50℃的温水浸润半分钟或用酒精擦拭使血管扩张，并可使表皮角质软化，以左手拇指和食指捏住鼠尾两侧，使静脉充盈，用中指从下面托起尾巴，以无名指和小指夹住尾巴的末梢，右手持注射器连细针头，使针头与静脉平行（小于 30°），从尾下 1/4 处（距尾尖 2~3cm）处进针，此处皮薄易于刺入，先缓注少量药液，如无阻力，表示针头已进入静脉，可继续注入。注射完毕后把尾部向注射侧弯曲以止血。如需反复注射，应尽可能从末端开始，然后向尾根部方向移动注射（图 2-15）。

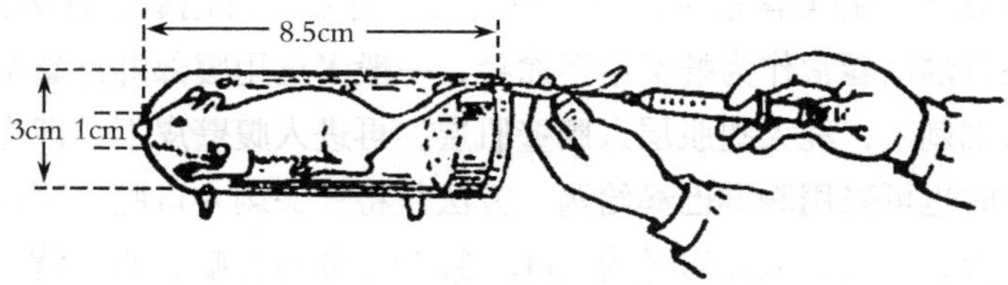

图 2-15　小鼠尾静脉注射方法

犬静脉注射多选前肢内侧皮下头静脉（图 2-16）或后肢小隐静脉（图 2-17）注射。注射前由助手使动物侧卧，剪去注射部位的被毛，用胶皮带扎紧（或用手抓紧）静脉近端，使血管充盈，从静脉的远端将注射针头平行刺入血管，待有回血后，松开绑带（或两手），缓缓注入药液。

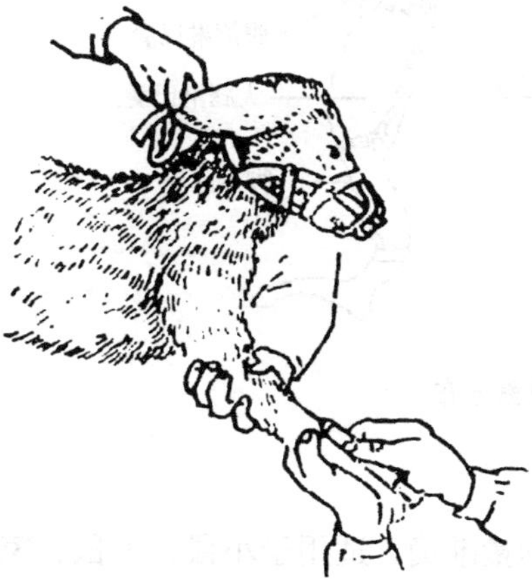

图 2-16　犬前肢头静脉注射

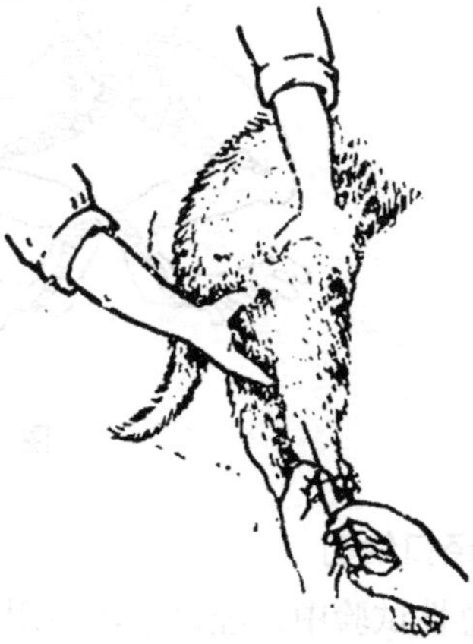

图 2-17　犬后肢小隐静脉注射

蛙或蟾蜍静脉注射时，需先将蛙或蟾蜍脑脊髓破坏后，仰卧固定于蛙板上，沿腹中线稍左剪开腹肌，可见到腹静脉贴着腹壁肌肉下行，将注射针头沿血管平行方向刺入即可（图 2-18）。

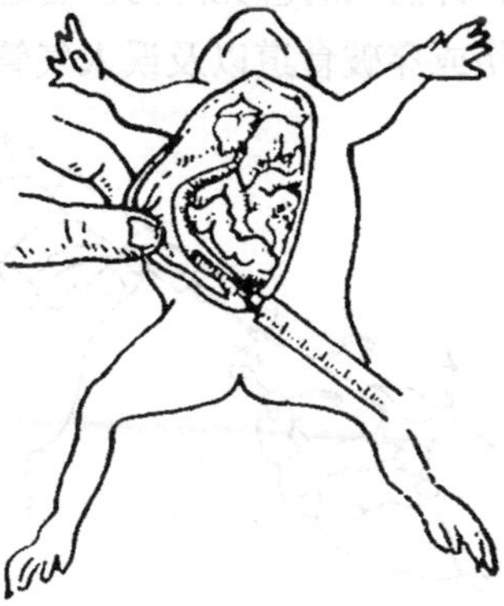

图 2-18　蛙腹壁静脉注射方法

（6）淋巴囊注射：蛙类常采用此法，因其皮下有数个淋巴囊，注入药物甚易吸收。腹部淋巴囊和头背淋巴囊常作为蛙类给药途径，一般多选用腹部淋巴囊给药。注射时将针头从蛙大腿远端刺入，经大腿肌层入腹壁肌层，再进入腹壁皮下，即进入淋巴囊，然后注入药液。有时也可采用胸淋巴囊给药。方法是将针头刺入口腔，穿过下颌肌层入胸淋巴囊内注入药液，一次最大注射量为1mL。蛙全身分布有咽、胸、背、腹侧、腹、大腿和脚等7个淋巴囊（图2-19）。

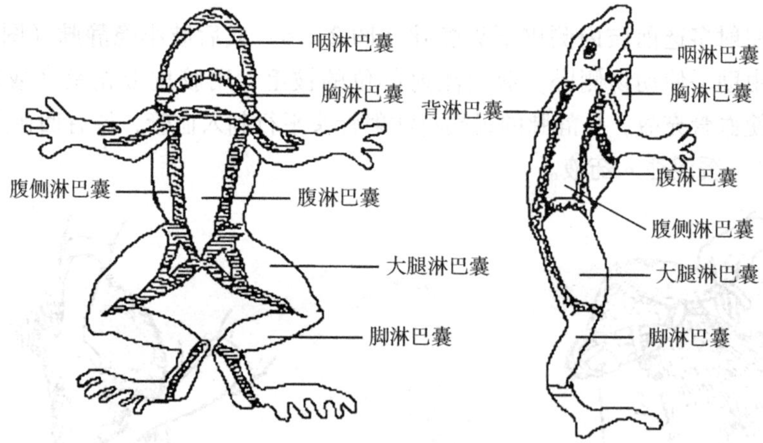

图2-19 蛙全身淋巴囊分布

2. 经口给药

在急性试验中，经口给药多用灌胃法，此法剂量准确，适用于小鼠、大鼠、家兔等动物。

（1）小鼠、大鼠（或豚鼠）灌胃需专门灌胃针头，也可用输血针头或小号腰穿针头，将其尖端斜面磨平，用焊锡在针尖周围焊一圆头，注意勿堵塞针孔，即成灌胃针；或者用烧成圆头的硬质玻璃毛细管或特制的塑料毛细管作为导管。灌胃时左手抓住鼠背部及颈部皮肤将动物固定，右手持注射器，将灌胃针插入动物口中，沿咽后壁徐徐插入食道。动物应固定成垂直体位，针插入时应无阻力。若感到阻力或动物挣扎时，应立即停止进针或将针拔出，以免损伤或穿破食道以及误入气管（图2-20）。

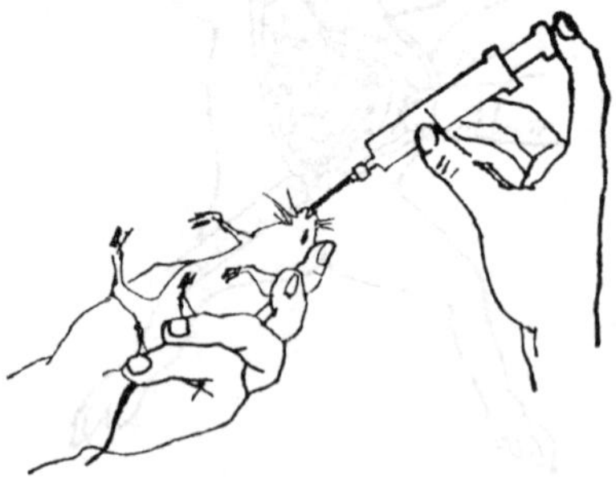

图2-20 大（小）鼠灌胃给药方法

一般当灌胃针插入小鼠3～4cm，大鼠或豚鼠4～6cm后可将药物注入。常用的灌胃量小鼠为0.2～1mL，大鼠为1～4mL，豚鼠为1～5mL。

（2）犬、兔、猫、猴灌胃时，先将动物固定，再将特制的扩口器放入动物口中，扩口器之宽度可视动物口腔大小而定，如犬的扩口器可用木料制成长方形，长10～15cm，粗细应适合犬嘴，2～3cm，中间钻一小孔，孔的直径为0.5～1.0cm。灌胃时将扩口器放于上述动物上下门牙之后，并用绳将它固定于嘴部，将带有弹性的橡皮导管（如导尿管），经扩口器上的小圆孔插入，沿咽后壁进入食道，此时应检查导管是否正确插入食道，可将导管外口置于一盛水的烧杯中，如不发生气泡，即认为此导管是在食道中，未误入气管，即可将药液灌入（图2-21）。

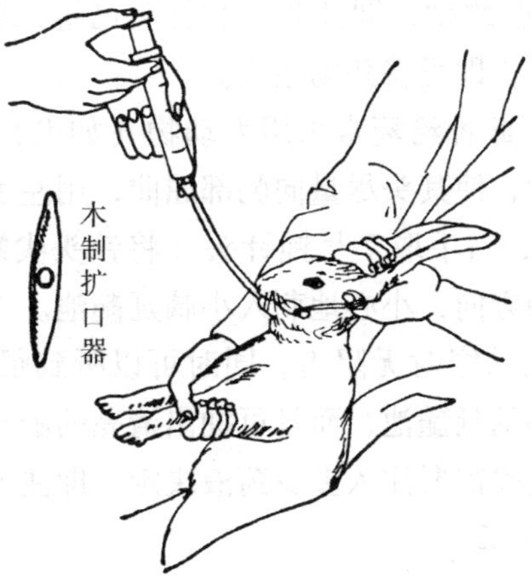

图2-21　家兔灌胃方法

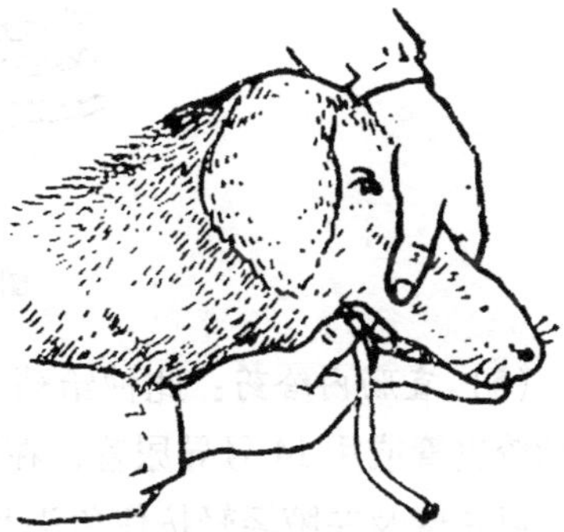

图2-22　犬灌胃方法

操作熟练者在给犬、兔等动物灌胃时，可不用扩口器也能顺利将药液灌入胃内。犬灌胃时，用12号灌胃管，左手抓住嘴，右手中指由右嘴角插入，摸到最后一对臼齿后的天然空隙，胃管由此空隙顺食管方向插入约20cm，可达胃内，将胃管另一端插入水中，如不出气泡，表示确已进入胃，而没误入气管内，即可灌入药液（图2-22）。兔灌胃时，将兔固定在木制固定盒内，左手虎口卡住并固定好兔嘴，右手取14号细导尿管，由右侧唇裂避开门齿，将导管慢慢插入，如插管顺利，动物不挣扎，插入约15cm时，即表示插入胃内，将药液注入。

3. 其他途径给药

（1）呼吸道给药：呈粉尘、气体及蒸汽或气雾等性状的药物，均需要通过动物呼吸道给药。如一般实验时给动物乙醚作吸入麻醉，给动物吸一定量的氮气、二氧化碳等观察呼吸、循环等变化；给动物定期吸入一定量的SO_2、锯末烟雾等可造成慢性气管炎动物模型等。

（2）皮肤给药：为了鉴定药物或毒物经皮肤的吸收作用、局部作用、致敏作用和光敏作用等，均需采用经皮肤给药方法。如家兔和豚鼠常采用背部一定面积的皮肤脱毛后，将一定药液涂在皮肤上，使药液经皮肤吸收。

（3）脊髓腔内给药：此法主要用于椎管麻醉或抽取脑脊液。如家兔椎管内注射时，将家兔作自然俯卧式，尽量使其尾向腹侧屈曲，用粗剪刀将第7腰椎周围被毛剪去，用3%碘酊消毒，干后再用75%酒精将碘酊擦去。在兔背部棘突连线之中点稍下方摸到第7腰椎间隙（第7腰椎与第1骶骨椎之间），插入腰椎穿刺针头。当针到达椎管内时（蛛网膜下腔），可见到兔的后肢跳动，即证明穿刺针头已进入椎管。这时不要再向下刺，以免损伤脊髓。固定好针头，即可将药物注入。

（4）小脑延髓池给药：此种给药常采用大动物（如犬）在麻醉情况下进行，小动物很少采用。如将犬麻醉后，使其头尽量向胸部屈曲，用左手摸到其第1颈椎上方的凹陷（枕骨大孔），固定位置，右手取7号钝针头（将针头尖端磨钝），由此凹陷的正中线上，沿垂直于动物身体的方向，小心地刺入小脑延髓池。当针头正确刺入小脑延髓池时，注射者会感到针头再向前穿时无阻力，同时可以听到很轻的“咔嚓”一声，即表示针头已穿过硬脑膜进入小脑延髓池，而且可抽出清亮的脑脊液。注射药物前，先抽出一些脑脊液，抽取量根据实验需要注入多少药液决定，即注入多少抽取多少，以保持原来脑脊髓腔里的压力（图2-23）。

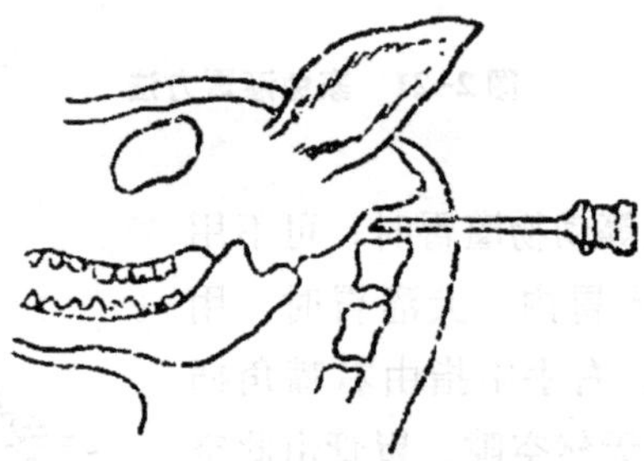

图2-23 犬小脑延髓池给药

（5）直肠内给药：此种给药方法常用于动物麻醉。如家兔直肠内给药时，取灌肠用的胶皮管或用14号导尿管，在胶皮管或导尿管头涂上凡士林，由助手使兔蹲卧于桌上，以左臂及左腋轻轻按住兔头及前肢，以左手拉住兔尾，露出肛门，并用右手轻握后肢，实验者将橡皮管插入家兔肛门内，深度7~9cm，如为雌性动物，注意勿误插入阴道（肛门紧接尾根）。橡皮管插好后，将注射器与橡皮管套紧，即可灌注药液。

其他的给药方式还有脑内给药、关节腔内给药等，有时鱼类的给药也可直接投到水中，通过鱼类的呼吸运动被吸收，或通过鱼的皮肤被吸收。可根据实验需要而采用不同的给药方法。常用实验动物的最大给药量和使用针头规格可参考表2-1。

表 2-1　常用实验动物的最大给药量和使用针头规格

动物名称	项　目	灌　胃	皮下注射	肌肉注射	腹腔注射	静脉注射
小鼠	最大给药量	1mL	0.4mL	0.4mL	1mL	0.8mL
	使用针头	9（钝头）	$5\frac{1}{2}$	$5\frac{1}{2}$	$5\frac{1}{2}$	4
大鼠	最大给药量	3mL	1mL	0.4mL	2mL	4mL
	使用针头	静脉切开针	6	6	6	5
豚鼠	最大给药量	3mL	1mL	0.5mL	4mL	5mL
	使用针头	静脉切开针	$6\frac{1}{2}$	$6\frac{1}{2}$	7	5
兔	最大给药量	20mL	2mL	2mL	5mL	10mL
	使用针头	10 号导尿管	$6\frac{1}{2}$	$6\frac{1}{2}$	7	6
猫	最大给药量	20mL	2mL	2mL	5mL	10mL
	使用针头	10 号导尿管	7	7	7	6
蛙	淋巴囊注射最大注射量　1 毫升/只					

六、基本手术操作

虽然药理实验手术种类多样，手术的范围、大小和复杂程度也有很大的不同，但手术的基本操作，如组织分离、止血、打结和缝合的技术是基本相同的。因此，掌握手术基本操作技术是做好一切手术的基础。在学习手术过程中，必须认真做好基本功的训练，做到正确、熟练地掌握基本操作，才能逐步做到动作稳健、敏捷、准确、轻柔，缩短手术时间，提高手术的效率和成功率。

1. 组织分离

组织分离包括使用带刃器械（刀、剪）做锐性切开和使用止血钳、手术刀柄或手指等做钝性分离。

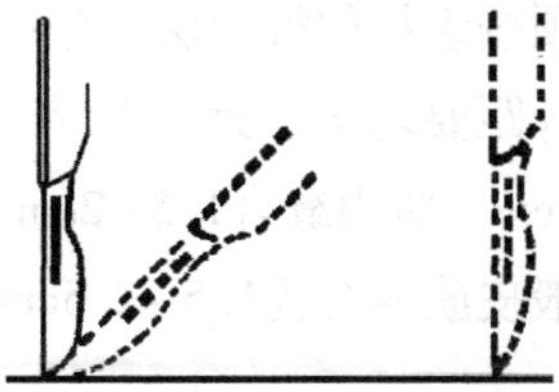

图 2-24　切皮运刀方法

锐性切割常用于皮肤（先剪去被毛）、肌腱等较厚硬的组织。用手术刀时，先用手或器械使两侧组织牵拉紧张，以刀刃做垂直的轻巧的切开，不要做刮削的动作（图 2-24），用力适当，使切口平直、深度一致，不能切成锯齿状或切线尾部切成鱼尾状。用手术剪时，以剪刀尖端伸入组织间隙内，不宜过深，然后张开剪柄分离组织，在确定没有重要的血管、神经后再予以剪断。在分离过程中，如遇血管，需用止血钳夹住或结扎后再剪断。锐性分离腹膜时，要用镊子提起后剪一小口，然后食、中二指伸入切口下的腹腔内继续操作。锐性分离对组织的损伤较小，术后反应也小，但必须熟悉局部解剖，在辨明组织结构时进行，动作要准确精细。

钝性分离是将有关器械或手指插入组织间隙内，用适当的力量分离或推开组织。这种方法适用于肌肉、皮下结缔组织、筋膜、骨膜和腹膜下间隙等。优点是迅速省时，且不致误伤血管和神经。但不应粗暴勉强进行，否则造成重要血管和神经的撕裂或器械穿过邻近的空腔脏器或组织，导致严重后果。

锐性切开和钝性分离各有优点，在手术过程中可以根据具体情况选择使用。总的目的是充分显露深部组织和器官，同时又不致造成过多组织的损伤。为此，必须注意确定准确切开的部位，控制切口大小以满足实验需要为度，切开时按解剖层次分层进行等。

2. 止血

在手术过程中，组织的切开、切除等都可造成不同程度的出血。因此，在手术操作中，完善而彻底地止血，不但能防止严重的失血，而且能保证术部清晰，便于手术顺利地进行，避免损伤重要的器官，有利于切口的愈合。

小血管出血或静脉渗血，可使用纱布或干棉球压迫止血法，要按压，不可擦拭，以免损伤组织和使血栓脱落。用此法也可清除局部血液，辨清组织及出血点以便进一步采取其他有效的止血方法。较大的出血，特别是小动脉出血时，先用止血钳准确夹闭血管断端，结扎后除去止血钳。较大的血管应尽量避开，或先做双重结扎后剪断。结扎止血法是手术中最常用、最可靠的止血方法，又包括单纯结扎止血法、缝合结扎止血法和适用于大网膜、肠系膜的贯穿结扎止血法。

其他止血方法还有电凝止血、烧烙止血和局部药物（1%~2%麻黄素或0.1%肾上腺素）止血法，以及骨蜡、明胶海绵止血等。

3. 缝合与打结

缝合的目的主要在于有利组织愈合，以及固定瘘管、封闭切口等。打结是止血和缝合的需要。

缝合需要缝合针、缝线和持针器。持针器有钳式和握式两种形式，夹在弯缝合针的中后1/3交界处，针尖垂直刺入（图2-25），按缝针弧度和方向用力（图2-26）。缝合必须按组织的解剖层次分层缝合，不留死腔。缝合前彻底止血，进针点距切口缘的距离及针距要均匀、远近适当。一般皮肤缝合时距切口缘0.5~1cm，浆膜肌层组织0.2~0.5cm，肌肉缝合1.5~2cm。缝合线间的距离在保证对合严密的情况下，针数愈少愈好，一般皮肤缝合为1.5~2.5cm，对钝性分离的肌层应间隔更远一些。

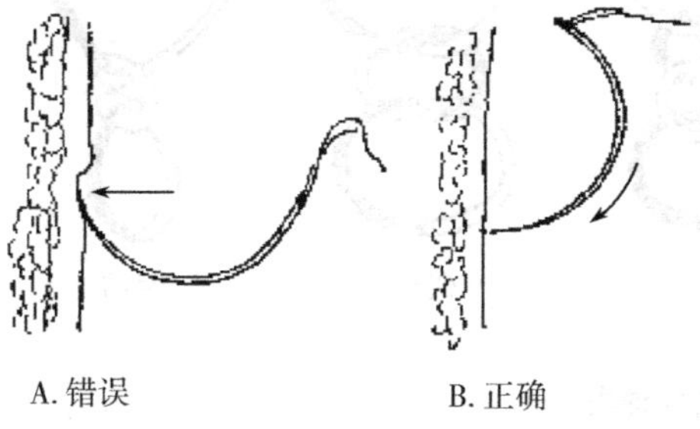

图 2-25　皮肤缝合的进针方法

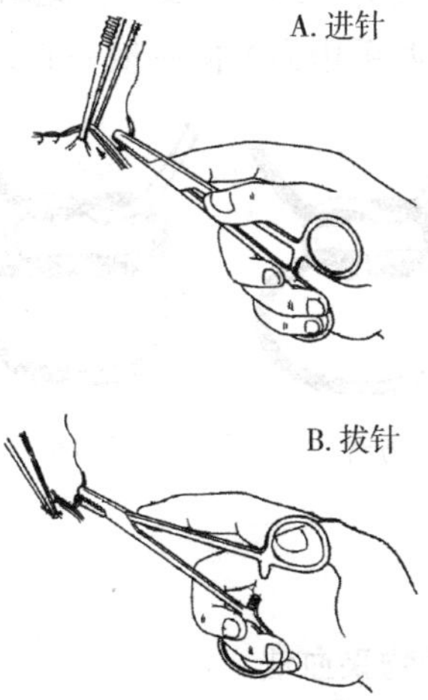

图 2-26　持针操作技术

缝合方法很多，实验中常用到的是结节缝合（单纯间断缝合）、螺旋缝合（单纯连续缝合）和荷包缝合三种（图 2-27）。结节缝合的特点是由多数缝线分别打结而成，常用于皮下组织、筋膜及肌肉等组织，可对抗较大的张力，并可防止因个别缝线折断时形成全部切口的开裂，又便于拆线。螺旋缝合是用一条长缝线，先在创口的一端打结，然后用同一缝线等距离做螺旋形缝合，最后留下线尾抽紧打结。螺旋缝合较快捷和紧密，存在于组织的缝合线较少，在深部缝合时不需拆线，适用于皮下深部组织以及内脏器官修复和消化道瘘管手术等。荷包缝合是围绕腔体器官小创口做环形的浆膜肌层连续缝合，主要用于胃肠壁上小范围的内翻，还可用于胃、肠、胆囊、膀胱造瘘引流管的固定等。

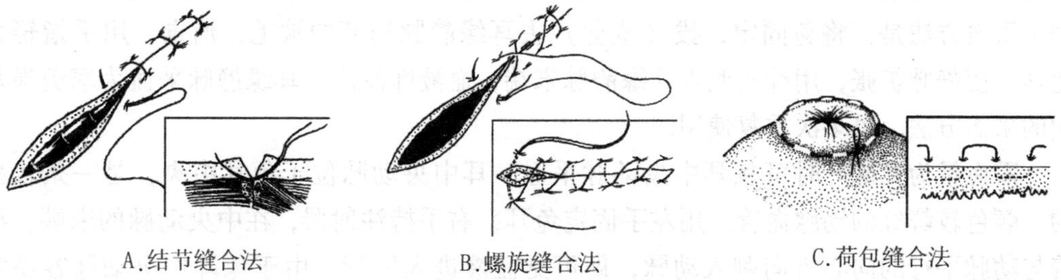

图 2-27　常用的三种缝合法

结的种类主要有方结、外科结和三叠结等几种（图 2-28）。

方结又称平结，由两个方向相反的单结组成，它的线圈内张力越大，扣结越紧，不易滑脱，是手术中最常用的结，用于结扎血管和各种缝合的结扎。在方结的基础上再加一结即为三叠结，目的是使方结更加牢靠，用于重要组织和大血管的结扎等，或用于肠线和尼龙线的结扎。外科结由于第一个结圈绕两次，摩擦面比较大，再做第二个结时不易滑脱，用于大血管结扎和张力较大的组织缝合后打结。打方结时如果两道结动作和方向相同就成为假结（斜结），此结易松脱，不能采用。打结时两手用力不均匀、只拉紧一线，或两手用力方向一横一直，打出来的是滑结，应予以避免。

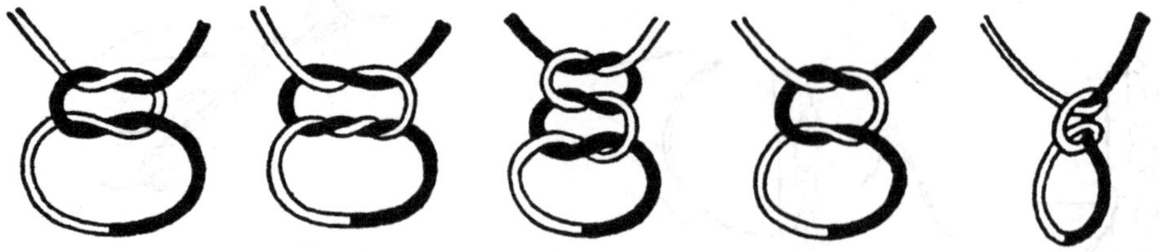

图 2-28　结的种类

4. 动物采血法

采集血液是进行常规检查或某些生物化学分析的需要，采血方法的选择，主要决定于实验的目的、所需血量及动物种类。凡用血量较少的检验可刺破组织取毛细血管的血，当需血量较多时可做静脉采血。静脉采血时，若需反复多次，应自远心端开始，以免发生栓塞而影响整条静脉。常见动物的全身总血量和一次允许采血量见表 2-2。

表 2-2　动物血容量和允许采血量　　（单位：mL/kg）

动物	小鼠	大鼠	家兔	鸡	猫	犬	猴	猪	山羊	绵羊	乳牛	马
V	74.5	58.0	69.4	95.5	84.6	92.6	75.0	69.4	71.0	58.0	57.4	72.0
v	7.7	5.5	7.7	9.9	7.7	9.9	6.6	6.6	6.6	6.6	7.7	8.8

注：*V* 为全身总血量平均值，*v* 为一次最大安全采血量。

（1）家兔的采血：方法包括耳缘静脉采血、耳中央动脉采血、颈静脉采血和心脏采血。当需血量较少时可从耳缘静脉采血，需血量多时用颈静脉采血或心脏采血。耳缘静脉采血方法是：将兔固定，拔（或剪）去耳缘静脉局部的被毛，消毒，用手指轻弹兔耳，使静脉扩张，用针头刺入耳缘静脉末端，血液即流出。耳缘静脉采血为家兔最常用的采血方法，可多次重复使用。

需血量为几毫升时可从耳中央动脉采血，耳中央动脉位于兔耳中央，是一条较粗的、颜色较鲜红的动脉血管。用左手固定兔耳，右手持注射器，在中央动脉的末端，沿着与动脉平行的向心方向刺入动脉，即可见血液进入针管。由于兔耳中央动脉容易痉挛，故抽血前必须让兔耳充分充血，采血时动作要迅速。采血所用针头不要太细，一般用 6 号针头，针刺部位从中央动脉末端开始，不要在近耳根部采血。

心脏采血时将家兔仰卧固定，穿刺部位在第 3 肋间胸骨左缘 3cm 处，选心跳最明显的部位把注射针刺入心脏，血液即流入针管。穿刺部位也可以选在左侧面水平方向进针，左手在胸骨两侧向下按压，使心脏位置受限，右手持注射器在兔胸腔前后壁中点的第 3 肋间刺入。心脏采血时所用的针头应细长些，以免发生采血后穿刺孔出血。或者从胸骨剑突尾端和腹部平面成 30°角向头端刺入。

也可手术分离颈静脉，用注射器直接采血，或安置导管，反复采血。

（2）小鼠、大鼠的采血：需血量很少时采用剪尾采血，麻醉后将尾尖剪去约 5mm，按摩采血，小鼠可采 0. 1mL，大鼠可采 0. 4mL，每只鼠一般可采血 10 余次。需血量再大些的重复采血法有眼眶后静脉丛采血和颈静脉或颈动脉采血。一次性采血法有摘眼球采血和断头采血。

（3）犬、猫的采血：常用部位有后肢外侧小隐静脉、前肢背侧皮下头静脉、颈静脉和股动脉等。

5. 分离颈部血管神经

将麻醉好的动物（如家兔）仰卧固定在手术台上，剪去颈部被毛，于甲状软骨下方纵行剪（切）开皮肤约 5cm。用止血钳等器械钝性分离皮下组织和肌肉，直至暴露气管。左手拇指和食指捏住切口缘的皮肤和肌肉，其余三指从皮肤外侧向上顶，右手持玻璃分针，在气管一侧找到颈部血管神经束，粗壮搏动的是颈总动脉，与颈总动脉伴行的神经中最细的为降压神经（又称主动脉神经），最粗的为迷走神经，交感神经居中（见图 2-29）。注意辨认清楚后，才能分离，避免先分离搞乱位置后使神经与筋膜难以辨认。分离时根据需要先将较细的神经分离出来，再分离其他神经和血管，并随即在各血管神经下穿埋粗细颜色不同的丝线以标记。在类似的分离操作中，尽量避免用金属器械刺激神经，更要防止刃器或带齿的器械损伤血管神经，多用烧制好的玻璃分针或玻璃钩顺血管神经的走向剥离。

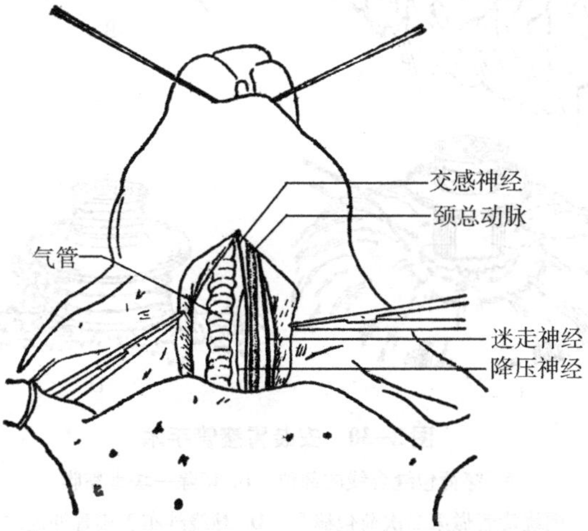

图 2-29　家兔颈部神经、血管解剖位置示意图

6. 血管插管法

分离出欲插管的血管一段（如 4cm 长），埋以双线，结扎或用动脉夹夹闭供血端（动脉的近心端，静脉的远心端），用眼科剪斜向 45°角在管壁上剪一小口，不超过管径的 50%，输液用则顺血流方向剪，引流用则逆血流方向剪。用眼科镊提起切口缘，按上述方向插入插管（勿插入夹层），用预埋线结扎固定，必要时可用缝针挂到附近组织上以免滑脱。胰管、胆管、输尿管的插管均可类似操作。

7. 腹壁切开法

腹中线切口适用于犬、猫、猪及兔的腹部实验手术。不管是前中部，还是中后部腹中线切口，手术所经过的组织层次基本相同，其长度视动物不同而异。方法是：将动物麻醉后仰卧固定在手术台上，腹部正中线剪毛，助手将腹部皮肤左右提起，术者用手术剪（或刀）纵向剪一小口，再水平插入剪刀，剪刀尖上挑式剪开腹中线皮肤。此时皮下可见一纵向腹白线，如皮肤同样先剪一小口，再用钝头外科剪（腹膜剪）或伸入手指垫着，沿腹白线打开腹腔，以免伤及脏器。

8. 造瘘术

暴露欲造瘘器官，选血管神经分布少处，依瘘管大小做荷包缝合，大瘘管需做内浅外深的双荷包，荷包中央剪口，撑开切口，放入瘘管，从里向外逐渐收紧（切口缘内翻）荷包缝合线，结扎固定（图 2-30）。检查瘘管通透情况，待动物恢复后进行实验。

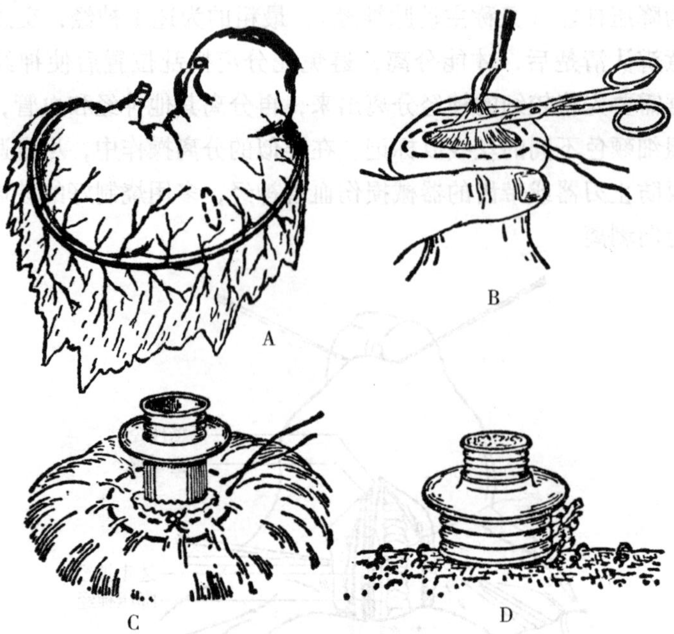

图 2-30 安装胃瘘管手术

A. 穿荷包缝合线的部位 B. 切除一块胃黏膜

C. 围绕瘘管做第二次荷包缝合 D. 缠绕纱布于瘘管外盘之下

第三章 药理实验设计基础知识

一、药理实验方法

药理学的动物实验按机体水平不同可分为整体实验和离体实验两种，具体可分为亚细胞、细胞、组织、器官、整体动物和无损伤动物等水平的实验。按动物实验的时间长短可分为急性实验（2 天以内）、亚急性实验（1~4 周）和慢性实验（2~6 个月或更长时间甚至整个生命期）。急性实验法又可分为离体组织器官法和活体解剖法，如离体蛙心灌流即是离体组织器官法，胃肠运动的直接观察即是活体解剖法。急性药理实验持续时间短暂，条件简单，容易排除其他因素干扰，并有可能对研究的对象进行直接的观察和细致的分析。动物在实验后一般不能存活，也无须无菌条件。亚急性及慢性实验通常需先制造动物疾病模型，即采用人工的方法使动物在一定致病因素（机械、化学、生物和物理）作用下，造成动物的组织、器官或全身的一定损伤，复制成与人类疾病相似的动物疾病模型。然后给药观察药物的作用。实际工作中需根据药物的作用和观察的指标选择不同的实验方法。

二、实验设计

1. 设计原则

（1）对照原则：是使实验组和对照组（或加实验因素时和无实验因素时）的非处理因素处于相等状态，其结果是实验误差得到相应的抵消或减少。形式上有空白对照、实验对照、标准对照、自身对照等。

（2）随机原则：保证被研究的样本是由总体中任意抽取的，即抽取时要使每一个观察单位都有同等的机会抽取，以减少实验误差和人为因素干扰。

（3）均衡原则：必须使实验组中的非处理因素和对照组中的非处理因素均衡一致，突出实验的处理因素，减少非处理因素对结果的影响。

（4）重复原则：重复可消除偶然性造成的误差，样本越多，次数越多，结果越客观真实，误差越小。但在实际中有一定的困难，因此必须对选取的样本数目有一个估计，要增强实验的敏感性来减少样本数量。

2. 剂量的确定

（1）动物给药量的确定：在观察一个药物的作用时，应该给动物多大的剂量是实验开始时应确定的一个重要问题。剂量太小，作用不明显，剂量太大，又可能引起动物中毒致死，可以按下述方法确定剂量：

①先用小鼠粗略地探索中毒剂量或致死剂量，然后用小于中毒量的剂量，或取致死量的若干分之一为应用剂量，一般可取1/10~1/5。

②植物药粗制剂的剂量多按生药折算。

③化学药品可参考化学结构相似的已知药物，特别是化学结构和作用都相似的药物的剂量。

④确定剂量后，如第一次实验的作用不明显，动物也没有中毒的表现（体重下降、精神不振、活动减少或其他症状），可以加大剂量再次实验。如出现中毒现象，作用也明显，则应降低剂量再次实验。在一般情况下，在适宜的剂量范围内，药物的作用常随剂量的加大而增强。所以有条件时，最好同时用几个剂量做实验，以便迅速获得关于药物作用的较完整的资料。如实验结果出现剂量与作用强度之间的关系毫无规律时，则更应慎重分析。

⑤用大动物进行实验时，开始的剂量可采用给鼠类剂量的1/5~1/2，以后可根据动物的反应调整剂量。

⑥确定动物给药剂量时，要考虑给药动物的年龄大小和体质强弱。一般确定的给药剂量是指成年动物的剂量，如是幼小动物，剂量应减少。如以犬为例：6个月以上的犬给药量为1份时，3~6个月的给1/2份，45~89日的给1/4份，20~44日的给1/8份，10~19日的给1/16份。

⑦确定动物给药剂量时，给药途径不同，所用剂量也不同，如口服量为100时，灌肠量应为100~200，皮下注射量为30~50，肌肉注射量为25~30，静脉注射量为25。

（2）*实验动物用药量的计算方法*：动物实验所用的药物剂量，一般按mg/kg体重或g/kg体重计算，应用时须从已知药液的浓度换算出相当于每千克体重应给予的药液量（mL），以便给药。

例1：体重1.8kg的家兔，静脉注射20%氨基甲酸乙酯溶液麻醉，按每千克体重1g的剂量注射，应注射多少（mL）？

计算方法：兔每千克体重需注射1g，注射液浓度为20%，则氨基甲酸乙酯溶液的注射量应为5mL/kg体重，现在兔体重为1.8kg，应注射20%氨基甲酸乙酯溶液用量：5×1.8=9（mL）。

例2：给体重23g的小鼠注射盐酸吗啡15mg/kg体重，溶液浓度为0.1%，应注射多少（mL）？

计算方法：小鼠每千克体重需吗啡的量为15mg，则0.1%盐酸吗啡溶液的注射量应为15mL/kg体重，现小鼠体重为23g，应注射0.1%盐酸吗啡溶液的用量：15×0.023=0.345（mL）。

（3）*人与动物及各类动物间药物剂量的换算方法*：人与动物之间，以及不同种类动物之间对同一药物的耐受性的差别很大。一般说来，动物的耐受性要比人大，也就是动物单位体重的用药量比人要大。人的各种药物的用量在很多书上可以查得，但动物用药量可查的书较少，而且动物用的药物种类远不如人用的那么多。因此，必须将人的用药量换算成动物的用药量。

用于不同种类个体之间用药剂量换算的方法有很多种，基本原则都是根据体表面积来折算。但是体表面积的计算公式有很多种，有些计算比较繁琐，这里不再赘述。下面仅介绍两种常用的、简便的换算方法。

①按人与各种动物以及各种动物之间用药剂量折算系数表换算：当已知 A 种动物每千克体重用药量，欲估算 B 种动物每千克体重用药剂量时，可根据表 3-1 查出折算系数（W），再按下式计算：

B 种动物的剂量（mg/kg）= W×A 种动物的剂量（mg/kg）

例如，已知某药对小鼠的最大耐受量为 20mg/kg（20g 小鼠用 0.4mg），需折算为家兔用药量。查 A 种动物为小鼠，B 种动物为兔，交叉点为折算系数 W=0.37。

家兔用药剂量为：0.37×20mg/kg=7.4mg/kg

1.5kg 家兔用药量为：7.4mg/kg×1.5kg=11.1mg

表 3-1　每千克体重剂量折算系数表

折算系数 W		A 种动物或成人						
		小鼠 0.02kg	大鼠 0.2kg	豚鼠 0.4kg	兔 1.5kg	猫 2kg	犬 12kg	成人 60kg
B 种动物或成人	小鼠 20g	1.0	1.4	1.4	2.7	3.2	4.8	9.01
	大鼠 0.2kg	0.7	1.0	1.14	1.88	2.3	3.6	6.25
	豚鼠 0.4kg	0.61	0.87	1.0	1.65	2.05	3.0	5.55
	兔 1.5kg	0.37	0.52	0.6	1.0	1.23	1.76	2.30
	猫 2.0kg	0.30	0.42	0.48	0.81	1.0	1.44	2.70
	犬 12kg	0.21	0.28	0.34	0.56	0.68	1.0	1.88
	成人 60kg	0.11	0.16	0.18	0.304	0.371	0.531	1.0

②根据人和动物间按体表面积折算的等效剂量比值表计算：是另一种常用的剂量折算方法。根据表 3-2 可知，12kg 犬的体表面积为 200g 大鼠的 17.8 倍。该药大鼠的剂量为 250mg/kg，200g 的大鼠的给药量为：250×0.2=50（mg）。

则犬适用剂量的计算方法为：

$$\frac{50\times17.8}{12}=74\ (\text{mg/kg})$$

表 3-2 按体表面积折算的等效剂量比值表

	小鼠（20g）	大鼠（200g）	豚鼠（400g）	家兔（1.5kg）	猫（2.0kg）	猴（4.0kg）	犬（12kg）	人（70kg）
小鼠（20g）	1.0	7.0	12.25	27.8	29.7	64.1	124.2	378.9
大鼠（200g）	0.14	1.0	1.74	3.9	4.2	9.2	17.8	56.0
豚鼠（400g）	0.08	0.57	1.0	2.25	2.4	5.2	10.0	31.5
家兔（1.5kg）	0.04	0.25	0.44	1.0	1.08	2.4	4.5	14.2
猫（2.0kg）	0.03	0.23	0.41	0.92	1.0	2.2	4.1	13.0
猴（4.0kg）	0.016	0.11	0.19	0.42	0.45	1.0	1.9	6.1
犬（12kg）	0.008	0.06	0.10	0.22	0.23	0.52	1.0	3.1
人（70kg）	0.0026	0.018	0.031	0.07	0.078	0.16	0.32	1.0

3. 实验动物的随机分组方法

动物实验时，常常需要将选择好的实验动物，按研究需要分成若干个组。为避免动物的个体差异给实验结果带来误差，要求分组应当均匀，体现随机原则。为了避免人为因素的影响，可采用随机数字表进行完全随机化的分组。下面举例说明。

（1）将实验单位随机分成两组：设有小鼠 14 只，试用随机数字表将其分成两组。先将小鼠依次编为 1、2、3、…、14 号，然后任意从随机数字表的某一行某一数字开始抄录 14 个数，编排如下：

动物编号	1	2	3	4	5	6	7	8	9	10	11	12	13	14
随机数目	16	22	77	94	39	49	54	43	54	82	17	37	93	23
归　组	B	B	A	B	A	A	B	A	B	B	A	A	A	A

现令单数代表 A 组，双数代表 B 组，结果列入 A 组的动物有 8 只，列入 B 组的动物有 6 只。如要使两组相等，须将 A 组减少一只，划入 B 组。应把哪一只小鼠划入 B 组，仍可用随机数字表，在上述抄录的 14 个数后面再抄录一个数字为 78，此数以 8 除之，因为归入 A 组的小鼠有 8 只，故以 8 除，得余数 6。于是把第 6 个 A（即编写为第 12 号的小鼠）划给 B 组。经过这样调整，两组小鼠的分配如下：

A组	3	5	6	8	11	13	14
B组	1	2	4	12	7	9	10

（2）将实验单位随机分成三组：设有动物15只，随机等分成A、B、C三组。将动物编号后，按上述方法，从随机数字表抄录15个数字，将各数一律以3除之，并以余数1、2、3代表A、B、C，结果归入A组的动物6只，归入B组的动物4只，归入C组的动物5只，即：

动物号码	1	2	3	4	5	6	7	8	9	10	11	12	13	14	15
随机数目	18	62	40	19	12	40	83	95	34	19	44	91	69	03	30
除了后的余数	3	2	1	1	3	1	2	2	1	1	2	1	3	3	3
归组	C	B	A	A	C	A	B	B	A	A	B	A	C	C	C

要使三组的动物数相等，须把原归A组的6只动物中的1只改配到B组去。可以随机数字表继续按斜角线抄录一个数字，得60，以6除之，除尽（相当于余数为6），就可以把第6个A（即12号）动物改为B组。调整后各组的动物编号如下：

A组	3	4	6	9	10
B组	2	7	8	11	12
C组	1	5	13	14	15

第四章 医学统计基本知识

一、量反应资料

量反应资料又称计量资料，指实验数据可通过计量（或测量）数字的多少表示，如血压、心率、血细胞数、体温等。计量资料可根据不同实验的需要采用以下不同形式表示：

1. 直接测量值

如血压值、血细胞计数等。

2. 测量增减值

如血压增高值、体重增长值等。

3. 测量增减百分率

某些实验数据的增减与原有的初始水平有关，如痛阈提高值、足趾肿胀值等，可通过计算增减百分率作为实验指标。例如：

$$痛阈提高百分率=\frac{用药后痛反应时间-用药前平均痛反应时间}{用药前平均痛反应时间}\times 100\%$$

4. 单位含量测定值

测定生化指标时常以每毫升血浆（血清）或每毫克组织中的含量为测定值，这些数值也可用增减值或增减百分率来表示。

不论以何种形式表示，量反应型药理实验均可取得一系列测量数据，对于这一系列测量数据常以“均数±标准差”（$\bar{x}\pm SD$）来概括其统计特征，以方差分析和 t 检验来检测各处理组之间的差异性。

二、质反应资料

质反应资料又称计数资料，指实验结果只有质的区别，如是否死亡、是否惊厥、是否痊愈，或按反应程度分为“+++、++、+、-”不同等级。这种资料需按照类别、性质对每个观察对象进行划分，然后清点各个类别的例数，结果以百分率或分数表示，如80%或4/5，通常例数少时用分数型来表示。为了进行统计分析，质反应例数不宜过少，一般需 10 ~30 例，有时多达 100 例以上。

质反应资料的数据是在 n 个动物中计数得到的阳性反应数 r 及阳性率 P（r/n），可用χ^2 检验或 Ridit 分析（等级指数法）检测不同处理组间是否存在显著性差异。

三、统计软件

可用于统计的软件有很多，常用的如 Excel、SPSS 和专门用于药理实验的 DAS 软件等。这里主要介绍运用 Excel 软件进行统计计算的方法。

1. Excel 的启动

（1）在 Windows98/2000/XP 中单击“开始”按钮，Windows 显示出系统菜单。

（2）选中系统菜单的“程序”菜单项，Windows 弹出下一级菜单。

（3）从弹出的子菜单中选择“Microsoft Excel”选项单击。这样，Excel 就启动了，并建立一个空工作薄文档。

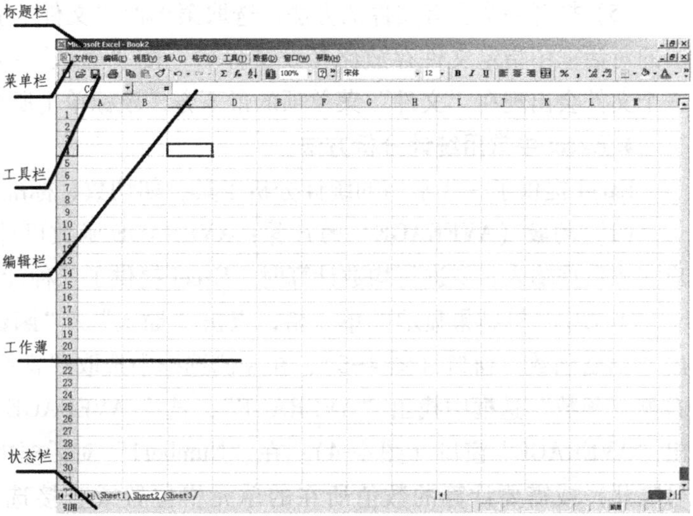

图 4-1　Excel 的工作窗口

另外，Excel 还可以通过选择“开始”系统菜单中的“运行”选项，在弹出的对话框中键入“Excel”并按回车键运行。

2. Excel 窗口简介

如图 4-1 所示，Excel 的工作窗口由六个部分组成，它们分别是标题栏、菜单栏、工具栏、状态栏、编辑栏和工作簿窗口。

菜单栏为用户使用 Excel 的各种命令提供便捷的途径。菜单栏中的每个菜单含有多种选项。如“文件”菜单显示处理文件的各种命令，“编辑”菜单显示各种编辑命令。当你需要使用某个命令时，只要单击要激活的菜单项，在打开的菜单中移动鼠标到要激活的命令，单击鼠标，就激活了该命令。

工具栏提供了菜单栏中菜单的快捷方式，方便用户操作。每个按钮均对应于某一栏中的一个菜单。

编辑栏是 Excel 独有的，显示活动单元格的内容和公式，并允许用户对当前活动单元格的内容或公式进行编辑。完成数据键入或编辑后，单击“确定”或按回车键结束。或单击“取消”取消所做的修改及输入。

工作薄窗口为 Excel 的主体。系统默认一个 Excel 文件有三个工作簿，分别命名为“sheet1”“sbeet2”“sheet3”。用户可以增加或减少工作薄。工作簿由单元格组成。单元格以它的坐标命名。如单元格 A1 是指 A 列第一行的那个单元格，即最左上角的那个。

3. 数据输入

（1）打开 Excel 时程序会自动开始一个新文件。

（2）将鼠标移动到需要输入数据的单元格并单击鼠标。

（3）在单元格或编辑栏中输入数据并按回车键确认。

（4）选取菜单栏“文件”选项下面的“保存”，并在弹出的对话框中指定文件存放路径及文件名，按“确认”保存文件。

（5）打开一个已有文件的方法：选取菜单栏“文件”选项下面的“打开”，并在弹出的对话框中指定文件存放路径及文件名，按“确认”打开文件。另外，最近编辑的三个文件会出现在“文件”菜单项的最下方，鼠标单击所要的文件可直接打开。

4. Excel 中常用统计分析方法

Excel 提供了一些常用的统计分析工具，如均数、标准差、*t* 检验、方差分析等。

（1）均数（AVERAGE）的计算：AVERAGE 函数可计算参数的算术平均值。当用户完成数据输入，要进行均数计算时，Excel 提供了三种计算方法进行计算。

①选中计算结果显示的单元格，点击“插入”/“函数”子菜单（图 4-2），可弹出“粘贴函数”窗口（图 4-3）；在左侧选框中选取“常用函数”或“统计”后，可在右侧“函数”选框中找出“AVERAGE”，选中 AVERAGE 函数，点击“确定”即可弹出“AVERAGE”窗口（图 4-4）；在“Number1”对话框中输入需要计算的数值（以逗号隔开）或需要计算的数值所在的单元格位置或直接选中数据所在的单元格，点击“确定”，计算结果就显示在选中的单元格中（图 4-5）。

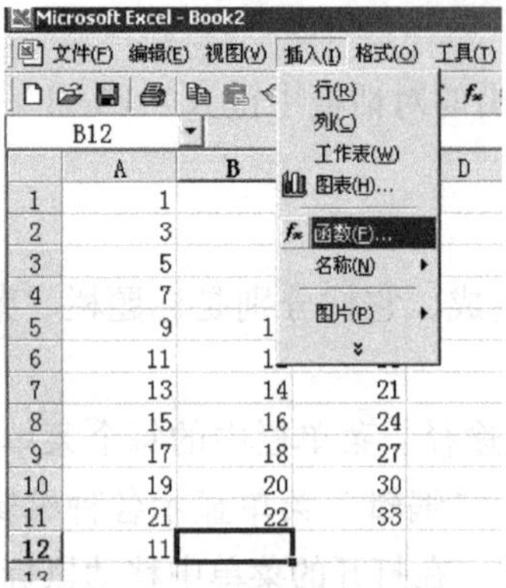

图 4-2 插入菜单

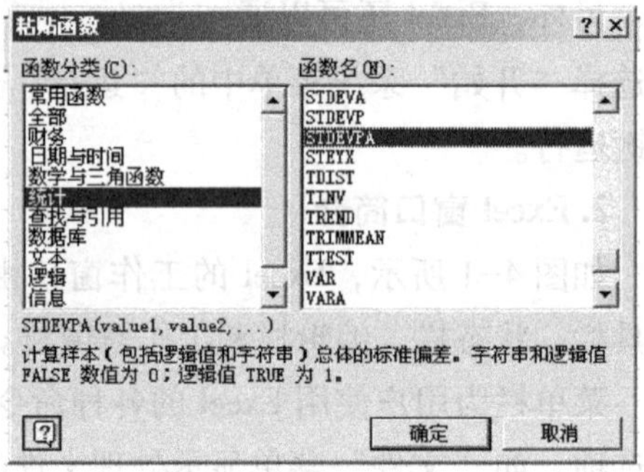

图 4-3 粘贴函数窗口

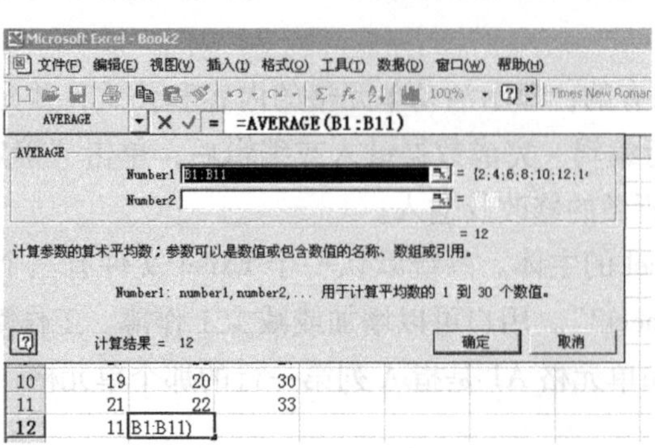

图 4-4 AVERAGE 窗口

语法：AVERAGE（Number1，Number2，…）。Number1，Number2，…要计算平均值的1~30个参数。

说明：参数可以是数字，或者是涉及数字的名称、数组或引用。如果数组或单元格引用参数中有文字、逻辑值或空单元格，则忽略其值。但是，如果单元格包含零值则计算在内。

提示：对单元格中的数值求平均时，应牢记空单元格与含零值单元格的区别，尤其在“选项”对话框中的“视图”选项卡上已经清除了“零值”复选框的条件下，空单元格不计算在内，但计算零值。若要查看“选项”对话框，单击“工具”菜单中的“选项”命令。

②选中计算结果显示的单元格，输入“= AVERAGE（）”并在括号中输入需要计算数值（以逗号隔开）或需要计算的数值所在的单元格位置，按回车键确认，计算结果就显示在选中的单元格中（图4-5）。

③选中计算结果显示的单元格，输入“=”，在编辑栏最左侧下拉菜单中选择“AVERAGE”，即可弹出“AVERAGE”窗口，操作方法同上，或点击“其他函数”，再选择“AVERAGE”函数计算（图4-6）。

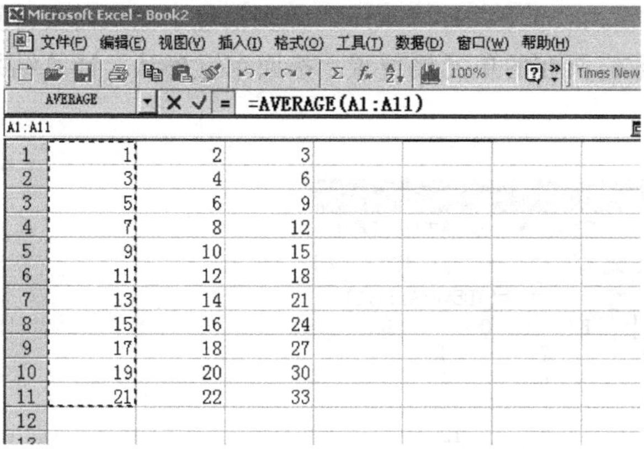

图4-5 均数（AVERAGE）的计算结果

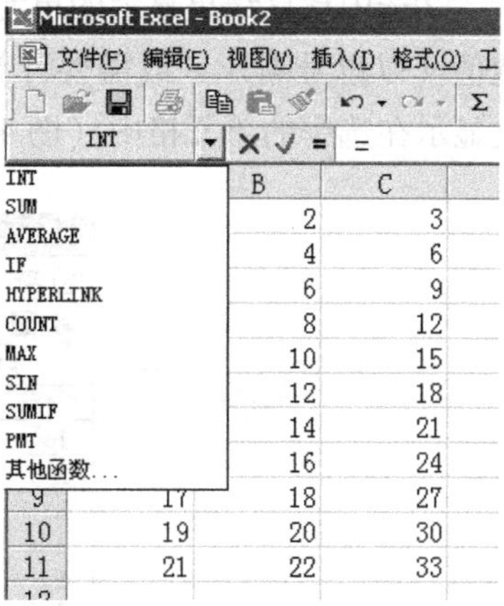

图4-6 均数（AVERAGE）的计算

（2）标准差（STDEVP）的计算：STDEVP计算以参数形式给出的整个样本总体的标准偏差。标准偏差反映相对于平均值（mean）的离散程度。当用户完成数据输入，要进行标准差计算时，Excel提供了三种方法进行计算。

①选中计算结果显示的单元格，点击“插入”/“函数”子菜单，可弹出“粘贴函数”窗口，在左侧选框中选取“统计”后，可在右侧“函数”选框中找出“STDEVP”，选中STDEVP函数，点击“确定”即可弹出“STDEVP”窗口，在“Number”对话框中输入需要计算数值（以逗号隔开）或需要计算的数值所在的单元格位置或直接选中数据所在的单元格，点击“确定”。计算结果就显示在选中的单元格中（图4-7）。

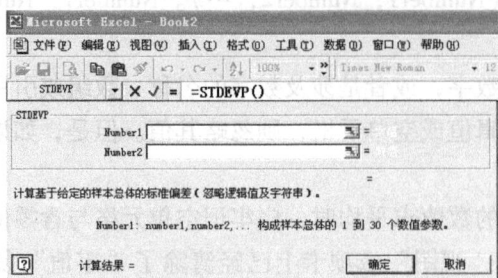

图 4-7　STDEVP 窗口

语法：STDEVP（Number1，Number2，…）。Number1，Number2，…为对应于样本总体的 1 到 30 个参数。也可以不使用这种用逗号分隔参数的形式，而用单一数组，即对数组单元格的引用。本函数忽略逻辑值（TRUE 或 FALSE）和文本。如果不能忽略逻辑值和文本，可使用 STDEVPA 工作表函数。

说明：函数 STDEVP 假设其参数为整个样本总体。如果数据代表样本总体中的样本，应使用函数 STDEV 来计算标准偏差。当样本数较多时，函数 STDEV 和 STDEVP 计算结果差不多相等。这里采用“偏值”或“*n*”方法来计算标准偏差。

②选中计算结果显示的单元格，输入“= STDEVP（）”并在括号中输入需要计算数值（以逗号隔开）或需要计算的数值所在的单元格位置，按回车键确认，计算结果就显示在选中的单元格中（图 4-8）。

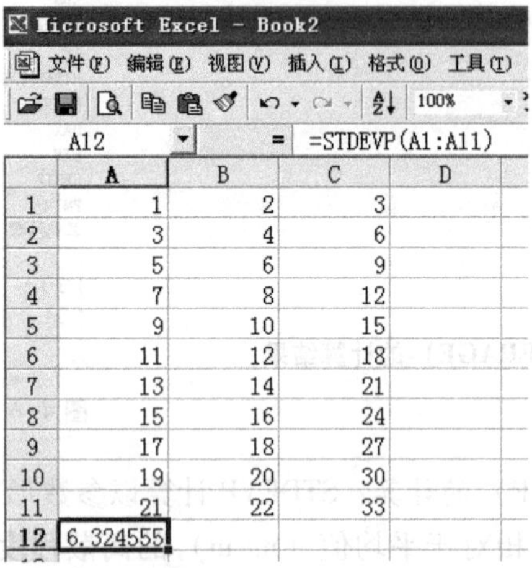

图 4-8　标准差（STDEVP）的计算

③选中计算结果显示的单元格，输入“=”，在编辑栏最左侧下拉菜单中选择“STDEVP”，即可弹出“STDEVP”窗口，操作方法同上，或点击“其他函数”，在选择“STDEVP”函数计算（图 4-9）。

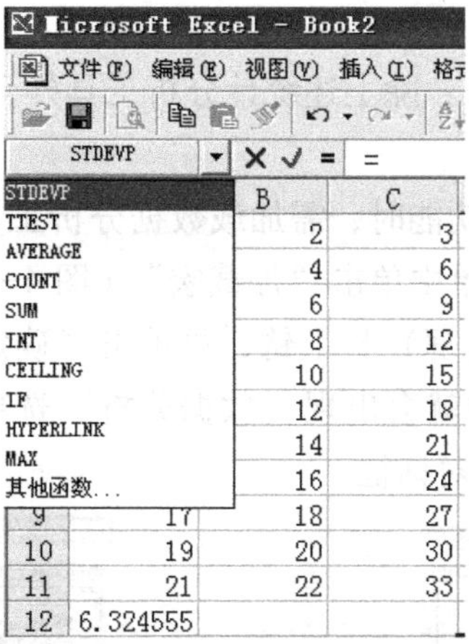

图 4-9 标准差（STDEVP）的计算

（3）*t* 检验（TTEST）：函数 TTEST 可以判断两个样本是否可能来自两个具有相同均值的总体。当用户完成数据输入，要进行 *t* 检验时，Excel 提供了两种计算方法进行计算。

①选中计算结果显示的单元格，点击“插入”/“函数”字菜单，可弹出“粘贴函数”窗口，在左侧选框中选取“统计”后，可在右侧“函数”选框中找出“TTEST”，选中 TTEST 函数，点击“确定”即可弹出“TTEST”窗口，在“Array1”“Array 2”对话框中分别输入一组需要计算数值（以逗号隔开）或需要计算的数值所在的单元格位置或直接选中数据所在的单元格，在“Tails”“Type”对话框中分别输入相应参数，点击“确定”。计算 *P* 值的结果就显示在选中的单元格中（图 4-10）。

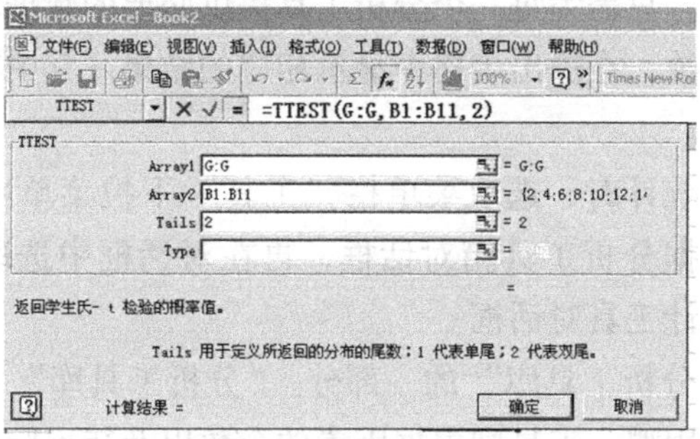

图 4-10 *t* 检验（TTEST）

语法：TTEST（Array1，Array2，Tails，Type）：Array1 为第一个数据集，Array2 为第二个数据集。Tails 指明分布曲线的尾数，如果 Tails 等于 1，函数 TTEST 使用单尾分布，如果 Tails 等于 2，函数 TTEST 使用双尾分布；Type 为 *t* 检验的类型，如果 Type 等于 1 即为成对检验，Type 等于 2 即为等方差双样本检验，Type 等于 3 即为异方差双样本检验。

②选中计算结果显示的单元格，输入“=”，在编辑栏最左侧下拉菜单中选择“TTEST”，即可弹出“TTEST”窗口，操作方法同上，或点击“其他函数”，再选择

“TTEST”函数计算。

（4）*方差分析*（ANOWA）：除上述统计分析工具外，Excel 还提供了数据分析工具库，可进行方差分析。

第一次使用 Excel 的统计功能时，需加载数据分析工具库。加载方法：选取菜单栏的“工具”，在弹出的下拉菜单中单击“加载宏”（图 4-11），将对话框的“分析工具库”选项前方的小方框（复选框）打上钩，再单击“确定”按钮结束加载。经过上述操作，在菜单栏的“工具”中就会出现“数据分析”选项，以后使用统计功能时单击该选项就可调出数据分析工具对话框。

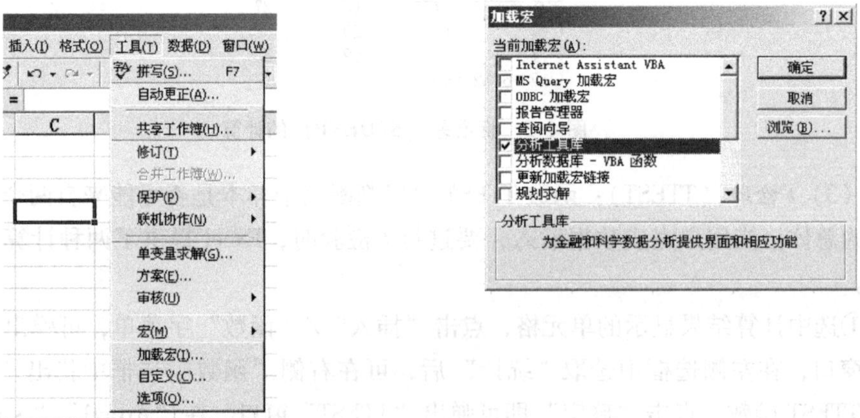

图 4-11　数据分析工具库

Microsoft Excel 提供了一组数据分析工具，称为“分析工具库”，在建立复杂统计或工程分析时可节省步骤。只需为每一个分析工具提供必要的数据和参数，该工具就会使用适宜的统计或工程函数，在输出表格中显示相应的结果。其中有些工具在生成输出表格时还能同时生成图表。

当用户要进行某项统计时，选取菜单栏“工具”下拉菜单中的“数据分析”项并单击鼠标，就会弹出数据分析工具箱对话框，再在对话框中选取所需的统计工具并单击，就可进入相应的统计工具对话框。

方差分析工具是“分析工具库”的一部分。“分析工具库”中提供了三种工具，可用来分析方差。具体使用哪一工具则根据因素的个数以及待检验样本总体中所含样本的个数而定。

①“单因素方差分析”分析工具：此分析工具通过简单的方差分析，对两个以上样本均值进行相等性假设检验（抽样取自具有相同均值的样本空间）。此方法是对双均值检验（如 *t* 检验）的扩充。

输入一组相关数值，点击“分析工具库”中“单因素方差分析”选项，点击“确定”，即可弹出“单因素方差分析”对话框（图 4-12）。

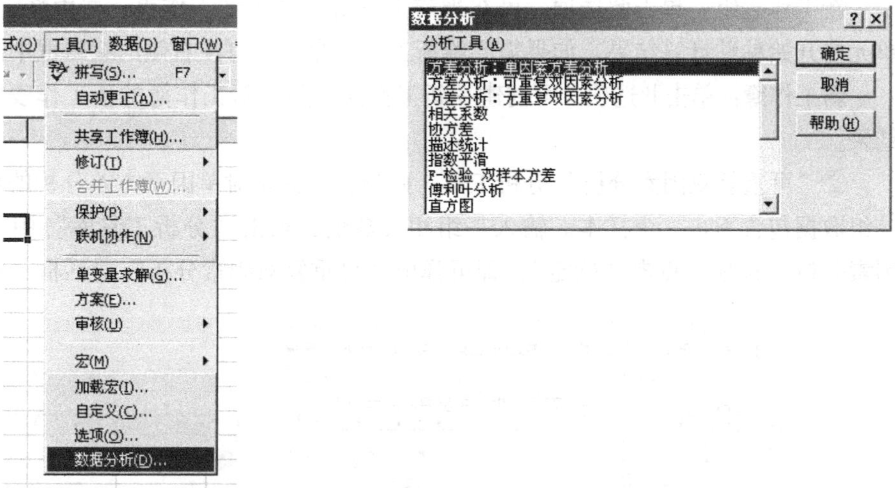

图 4-12 方差分析工具

输入区域：在此输入待分析数据区域的单元格引用。该引用必须由两个或两个以上按列或行组织的相邻数据区域组成（图 4-13）。

分组方式：如果需要指出输入区域中的数据是按行还是按列排列，请单击“行”或“列”。

标志位于第一行/列：如果输入区域的第一行中包含标志项，请选中“标志位于第一行”复选框；如果输入区域的第一列中包含标志项，请选中“标志位于第一列”复选框；如果输入区域没有标志项，则该复选框不会被选中，Microsoft Excel 将在输出表中生成适宜的数据标志。

α：在此输入计算 F 统计临界值的置信度。Alpha 置信度为 I 型错误发生概率的显著性水平（舍弃真实假设）。

输出区域：在此输入对输出表左上角单元格的引用。当输出表将覆盖已有的数据，或是输出表越过了工作表的边界时，Microsoft Excel 会自动确定输出区域的大小并显示信息。

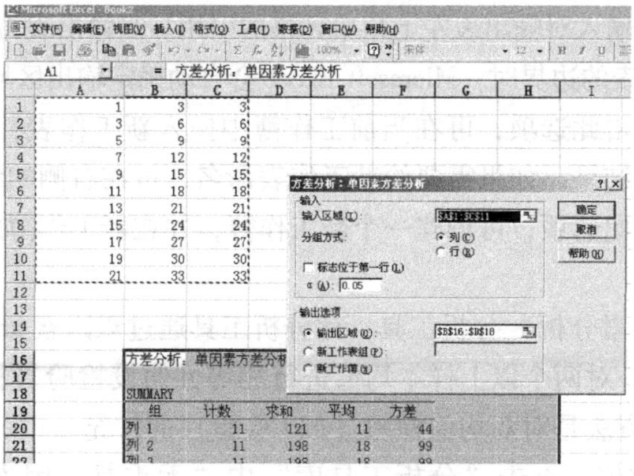

图 4-13 单因素方差分析

新工作表组：单击此选项，可在当前工作簿中插入新工作表，并由新工作表的 A1 单元格开始粘贴计算结果。如果需要给新工作表命名，可在右侧的编辑框中键入名称。

新工作簿：单击此选项，可创建一新工作簿，并在新工作簿的新工作表中粘贴计算结果。

②“可重复双因素分析”分析工具：此分析工具是对单因素方差分析的扩展，即每一组数据包含不止一个样本。输入一组相关数值，点击“分析工具库”中“可重复双因素分析”选项，点击“确定”，即可弹出“可重复双因素分析”对话框（图 4-14）。

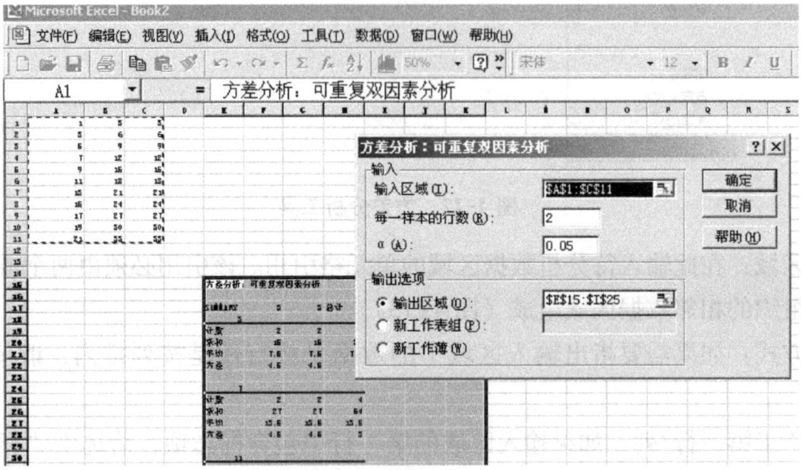

图 4-14 可重复双因素分析

输入区域：在此输入待分析数据区域的单元格引用。该引用必须由两个或两个以上按列或行组织的相邻数据区域组成。

每一样本的行数：在此输入包含在每个样本中的行数。每个样本必须包含同样的行数，因为每一行代表数据的一个副本。

α：在此输入需要用来计算 F 统计的临界值的置信度。Alpha 置信度为 I 型错误发生概率的显著性水平（舍弃真实假设）。

输出区域：在此输入对输出表左上角单元格的引用。当输出表将覆盖已有的数据，或是输出表越过了工作表的边界时，Microsoft Excel 会自动确定输出区域的大小并显示信息。

新工作表组：单击此选项，可在当前工作簿中插入新工作表，并由新工作表的 A1 单元格开始粘贴计算结果。如果需要给新工作表命名，可在右侧的编辑框中键入名称。

新工作簿：单击此选项，可创建一个新工作簿，并在新工作簿的新工作表中粘贴计算结果。

③“无重复双因素分析”分析工具：此分析工具通过双因素 anova 分析（但每组数据只包含一个样本），对两个以上样本均值进行相等性假设检验（抽样取自具有相同均值的样本空间）。此方法是对双均值检验（如 t 检验）的扩充。

输入一组相关数值，点击“分析工具库”中“无重复双因素分析”选项，点击“确定”，即可弹出“无重复双因素分析”对话框（图 4-15）。

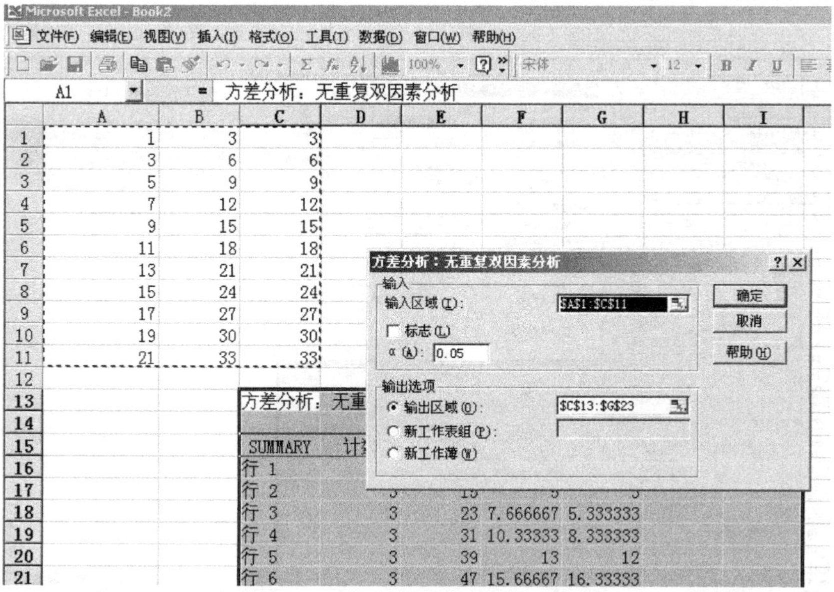

图 4-15　无重复双因素分析

输入区域：在此输入待分析数据区域的单元格引用。该引用必须由两个或两个以上按列或行组织的相邻数据区域组成。

标志：如果在输入区域中没有标志项，则本复选框不会被选中，Microsoft Excel 将在输出表中生成适宜的数据标志。

α：在此输入需要用来计算 F 统计的临界值的置信度。Alpha 置信度为 I 型错误发生概率的显著性水平（舍弃真实假设）。

输出区域：在此输入对输出表左上角单元格的引用。当输出表将覆盖已有的数据，或是输出表越过了工作表的边界时，Microsoft Excel 会自动确定输出区域的大小并显示信息。

新工作表组：单击此选项，可在当前工作簿中插入新工作表，并由新工作表的 A1 单元格开始粘贴计算结果。如果需要给新工作表命名，请在右侧的编辑框中键入名称。

新工作簿：单击此选项，可创建一新工作簿，并在新工作簿的新工作表中粘贴计算结果。

（5）回归分析：本工具是“分析工具库”的一部分。此工具通过对一组观察值使用“最小二乘法”直线拟合，进行线性回归分析。本工具可用来分析单个因变量是如何受一个或几个自变量影响的。例如，观察样本的 OD 值（吸光度）与药物的浓度的关系等。在操作时，可以基于一组已知的浓度数据，并辅以适当加权，对未知药物浓度作出预测。

输入一组相关数值，如已知一系列药物浓度和与之相对应的样本 OD 值。点击“分析工具库”中“回归”选项，点击“确定”，即可弹出“回归”对话框（图 4-16）。

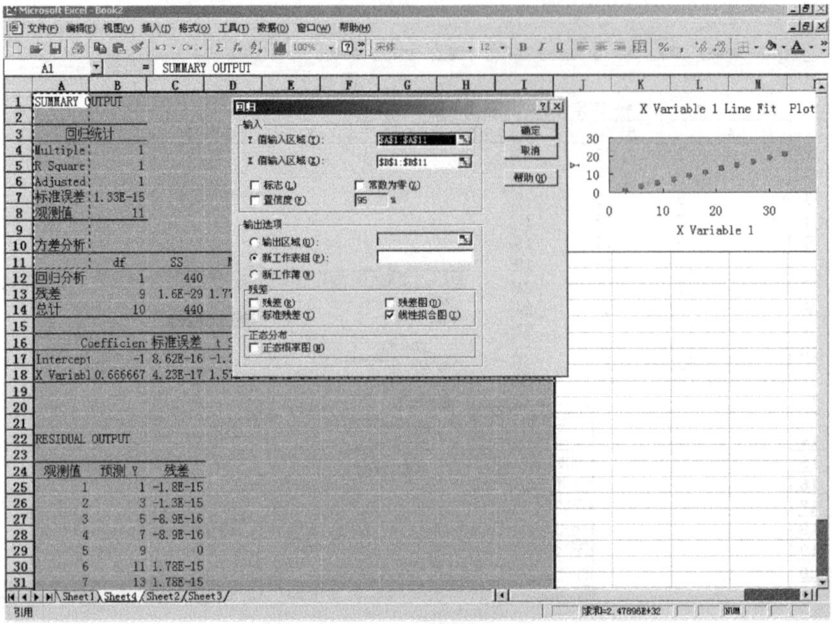

图 4-16 回归分析

Y 值输入区域：在此输入对因变量数据区域的引用。该区域必须由单列数据组成，如一系列药物浓度。

X 值输入区域：在此输入对自变量数据区域的引用。Microsoft Excel 将对此区域中的自变量从左到右按升序排列。自变量的个数最多为 16，如与药物浓度相对应的样本 OD 值。

标志：如果输入区域的第一行和第一列中包含标志项，请选中此复选框；如果在输入区域中没有标志项，请清除此复选框，Microsoft Excel 将在输出表中生成适宜的数据标志。

置信度：如果需要在汇总输出表中包含附加的置信度信息，请选中此复选框，然后在右侧的编辑框中，输入所要使用的置信度。如果为 95%，则可省略。

常数为零：如果要强制回归线通过原点，请选中此复选框。

输出区域：在此输入对输出表左上角单元格的引用。汇总输出表至少需要有 7 列的宽度，包含的内容有 anova 表、系数、*Y* 估计值的标准误差、r^2 值、观察值个数，以及系数的标准误差。

新工作表组：单击此选项，可在当前工作簿中插入新工作表，并由新工作表的 A1 单元格开始粘贴计算结果。如果需要给新工作表命名，请在右侧的编辑框中键入名称。

新工作簿：单击此选项，可创建一新工作簿，并在新工作簿中的新工作表中粘贴计算结果。

残差：如果需要以残差输出表的形式查看残差，请选中此复选框。

标准残差：如果需要在残差输出表中包含标准残差，请选中此复选框。

残差图：如果需要生成一张图表，绘制每个自变量及其残差，请选中此复选框。

线性拟合图：如果需要为预测值和观察值生成一个图表，请选中此复选框。

正态概率图：如果需要绘制正态概率图，请选中此复选框。

设定需要的参数后，点击“确定”，即可取得计算结果，回归公式 $Y=a+bX$ 中的 a 等于 intercept 的 coefficients 值，b 等于 Variable 1 的 coefficients 值。统计结果的回归统计项中的“Multiple R”值即为两组数据的相关系数。

下篇 各论

第五章 药理学总论实验

一、影响药物作用的因素

影响药物作用的因素包括药物与机体两个方面。

药物方面：药物的化学结构和理化性质不仅直接决定药物作用的性质和强度，而且也决定药物在体内的吸收、分布、代谢和排泄的方式和速度。不同的给药途径对药物的吸收量和速度有直接的影响，对药物的分布和排泄亦有影响。此外药物剂量的不同，不仅可以产生作用强度的变化，也能产生作用性质的变化。因此对一些剧毒药品必须严格控制剂量。

机体方面：对于同一个药物，不同种属的动物可以表现出不同性质的作用；而同一种属的动物，因年龄、性别的不同，对药物的敏感性也不一样。

1. 药物的理化性质对药物作用的影响

【实验目的】

观察可溶性钡盐与不可溶性钡盐引起的药物作用。

【实验材料】

动物：小鼠。

药物：5%硫酸钡溶液、5%氯化钡溶液、苦味酸溶液。

器材：台式天平、小鼠笼、注射器（1mL）、5#针头。

【实验方法】

取小鼠4只，称重，用苦味酸标号，观察正常活动。2只腹腔注射5%硫酸钡混悬液，2只腹腔注射5%氯化钡溶液，0.2mL/10g。给药后将动物放入鼠笼中，观察出现的反应。

【实验结果】

编号	体重（g）	药物	给药量（mL）	用药后反应
1		硫酸钡		
2		硫酸钡		
3		氯化钡		
4		氯化钡		

【注意事项】

动物给药后反应迅速，应注意及时观察。

【注释】

钡离子具有中枢抑制作用，对各种类型肌肉均具有明显的兴奋作用。溶解度不同的钡盐因在体内跨膜转运的方式与程度不同，进而影响其药理作用。

【思考题】

（1）如果小鼠腹泻，可能的原因是什么？

（2）腹腔注射5%硫酸钡的小鼠有何反应，为什么？

2. 药物的剂型、剂量对药物作用的影响

【实验目的】

观察药物的不同剂型、剂量对药物作用的影响。

【实验材料】

动物：小鼠。

药物：1%戊四氮水溶液、0.1%戊四氮水溶液、1%戊四氮阿拉伯胶浆溶液。

器材：台式天平、1000mL烧杯、注射器（1mL）、5#针头。

【实验方法】

取体重相近的小鼠6只，称重，做好标记，分为3组，每组2只，分别由腹腔注射不同药物，0.1mL/10g。记录注射时间，分别放入烧杯内，不时加以触动，观察有无反射亢进现象，直至出现强直性惊厥，比较6只小鼠的惊厥潜伏期（从给药到发生强直性惊厥的时间）。汇总全班结果，进行统计分析。

【实验结果】

编号	体重（g）	药物	浓度	剂型	给药量（mL）	惊厥潜伏期
1		戊四氮	1%	水溶液		
2		戊四氮	1%	水溶液		
3		戊四氮	0.1%	水溶液		
4		戊四氮	0.1%	水溶液		
5		戊四氮	1%	阿拉伯胶浆溶液		
6		戊四氮	1%	阿拉伯胶浆溶液		

【注意事项】

用过阿拉伯胶浆溶液的注射器应立即冲洗，以免粘牢，损坏注射器。

【注释】

药物的作用在一定范围内随剂量的增加而增强，表现为作用出现的潜伏期缩短，作用强度增大。不同剂型可影响药物的释放速度，进而影响药物的作用表现。

【思考题】

不同剂型影响药物作用的机制如何？

3. 不同给药途径对药物作用的影响

【实验目的】

观察不同给药途径对硫酸镁作用的影响。

【实验材料】

动物：小鼠。

药物：15%硫酸镁溶液、苦味酸溶液。

器材：台式天平、小鼠笼、注射器（1mL）、5#针头、小鼠灌胃针头。

【实验方法】

取小鼠4只，称重标号，2只灌胃给予15%硫酸镁溶液，0.2mL/10g，另2只腹腔注射等量药液。观察两鼠表现，并记录结果。

【实验结果】

编号	体重（g）	给药途径	给药量（mL）	用药后反应
1				
2				
3				
4				

【注意事项】

灌胃时注意动作轻柔，避免动物呛咳致死。

【注释】

给药途径可影响药物的吸收过程，从而影响药物的作用表现。

【思考题】

导致硫酸镁灌胃给药与腹腔注射给药作用差别的原因是什么？

4. 联合用药对药物作用的影响——药物的相互作用

【实验目的】

理解药物相互作用中的协同作用和拮抗作用。

【实验材料】

动物：小鼠。

药物：0.04%回苏灵溶液、1.5%苯巴比妥钠溶液、0.5%苯甲酸钠咖啡因溶液、苦味酸。

器材：台氏天平、小鼠笼、注射器（1mL）。

【实验方法】

取性别相同、体重接近的小鼠4只，称重，标号，然后按下列方式给药：

1#鼠：皮下注射0.04%回苏灵溶液0.2mL/10g（相当于8mg/kg）。

2#鼠：皮下注射0.04%回苏灵溶液0.1mL/10g（相当于4mg/kg）。

3#鼠：先腹腔注射1.5%苯巴比妥钠溶液0.1mL/10g（相当于150mg/kg），10分钟后皮下注射0.04%回苏灵溶液0.2mL/10g（相当于8mg/kg）。

4#鼠：先腹腔注射0.5%苯甲酸钠咖啡因溶液0.4mL/10g（相当于200mg/kg），10分钟后皮下注射0.04%回苏灵溶液0.1mL/10g（相当于4mg/kg）。

给药后将动物置于鼠笼内，观察药物作用表现，比较苯巴比妥钠或苯甲酸钠咖啡因对回苏灵的药理作用有何影响。

【实验结果】

编号	体重（g）	第一次给药		第二次给药		动物反应	药物相互作用类型
		名称	剂量（mg/kg）	名称	剂量（mg/kg）		
1		回苏灵	8	-	-		
2		回苏灵	4	-	-		
3		苯巴比妥钠	150	回苏灵	8		
4		苯甲酸钠咖啡因	200	回苏灵	4		

【注意事项】

尽量选择体重接近的动物进行试验，并确保给药剂量准确。

【注释】

回苏灵是直接兴奋延髓呼吸中枢的药物，剂量过大可引起肌肉震颤和惊厥；咖啡因为大脑皮层兴奋药，较大剂量可直接兴奋延髓呼吸中枢，中毒剂量则直接兴奋脊髓；苯巴比妥为中枢神经系统抑制药，随剂量增加相继表现镇静、催眠、抗惊厥和麻醉作用。

【思考题】

（1）在联合用药中，各药可通过哪些方式发生相互作用，结果如何？

（2）本次实验中药物产生相互作用的方式是什么？

5. 肝脏功能状态对药物作用的影响

【实验目的】

观察肝功能损害对戊巴比妥钠作用的影响。

【实验材料】

动物：小鼠。

药物：5%四氯化碳油溶液、0.3%戊巴比妥钠溶液、苦味酸。

器材：台式天平、小鼠笼、注射器（1mL）。

【实验方法】

在实验前48小时先取小鼠2只，皮下注射5%四氯化碳油溶液0.1mL/10g，造成肝脏损害。实验当天取注射过四氯化碳的小鼠和正常小鼠各2只，均腹腔注射0.3%戊巴比妥钠0.15mL/10g（相当于45mg/kg）。记录各鼠翻正反射消失和重现的时间，比较注射过四氯化碳的小鼠与正常小鼠的反应有何不同。汇总全班结果，进行统计分析。

【实验结果】

编号	体重（g）	第一次给药		第二次给药		翻正反射		睡眠时间
		名称	给药量（mL）	名称	给药量（mL）	消失时间	重现时间	
1		-	-	戊巴比妥钠				
2		-	-	戊巴比妥钠				
3		四氯化碳		戊巴比妥钠				
4		四氯化碳		戊巴比妥钠				

【注意事项】

实验室温度在20℃以下时，注意给动物保暖，以免因体温下降而代谢减慢。

【注释】

肝脏是药物代谢的重要场所，其功能受损时，药物代谢减慢，作用增强，毒性增加。

【思考题】

肝功能不全的病人在用药时应注意哪些问题？

6. 肾脏功能状态对药物作用的影响

【实验目的】

观察肾功能损害对药物作用的影响。

【实验材料】

动物：小鼠，体重 10~12g。

药物：0.1%氯化汞溶液、2.5%链霉素溶液、苦味酸。

器材：台式天平、小鼠笼、注射器（1mL）、手术剪、手术刀、眼科镊。

【实验方法】

取 4 只小鼠分别称重标号，其中 2 只于实验前 24 小时腹腔注射 0.1%氯化汞溶液 0.1mL/10g。实验时，4 只小鼠均腹腔注射 2.5%链霉素 0.15mL/10g（相当于 375mg/kg）。15 分钟后观察动物出现的症状有何不同。然后脱颈椎处死动物，开腹，取出肾脏，用手术刀剖开肾脏后肉眼观察其形态变化。

【实验结果】

组别	编号	体重（g）	给药量（mL）	给药前表现	给药后表现	肾脏形态
正常组	1					
	2					
肾损伤组	3					
	4					

【注意事项】

实验动物体重不宜过大，否则效果不佳。

【注释】

链霉素有神经-肌肉麻痹作用，引起心脏抑制、血压下降、肢体瘫痪、呼吸衰竭，肾功能不良时，毒性加剧。

【思考题】

肾功能与临床用药有何关系？

二、药物的时-量关系测定

【实验目的】

学习血药浓度测定方法；了解磺胺嘧啶（SD）在家兔体内的时量-变化过程。

【实验材料】

动物：家兔。

药物：磺胺嘧啶（SD）注射液；5%三氯醋酸溶液、0.5%亚硝酸钠溶液、20%氢氧化钠溶液（含0.5%麝香草酚）。

器材：兔固定箱、婴儿秤、试管（10mL）及试管架、注射器（5mL）、离心机、722（或721）型分光光度计 。

【实验方法】

（1）给药：取家兔1只，称重，放入固定箱内，拔掉耳背部的毛，经耳缘静脉取血0.1mL放入盛有5%三氯醋酸7.9mL的试管中，摇匀，作为空白对照。然后腹腔注射SD 300mg/kg。

（2）给药后血标本的采集：分别于给药后3、8、15、25、45、70、100、150、200分钟取血0.1mL放入盛有5%三氯醋酸7.9mL的试管中，摇匀，放置10分钟后离心（3000转，10分钟）。

（3）显色、比色：取上清液4.5mL，分别放入试管中，然后各试管均加0.5%亚硝酸钠溶液0.5mL，摇匀，再加20%氢氧化钠溶液（含0.5%麝香草酚）1 mL，摇匀，以空白管为对照，于460nm波长比色，得到各样品的光密度（OD），从标准曲线上分别查出它们的浓度。

（4）以时间为横坐标，血药浓度（mg/mL）为纵坐标作图，绘制成SD时-量曲线。

【实验结果】

时间	给药后（分钟）								
	3	8	15	25	45	70	100	150	200
OD									
SD浓度（mg/mL）									

【注意事项】

（1）防止SD注射液污染血标本。

（2）每次取血量应准确。

（3）取血后的注射器应立即冲洗干净，供下次取血用。

附：SD半衰期的测定

取给药后150分钟和200分钟时的血药浓度，按下式计算SD的半衰期。

$$T_{1/2}=\frac{0.301}{(\lg 150\text{分钟血药浓度}-\lg 200\text{分钟血药浓度})/50}$$

【注释】

$T_{1/2}$是药代动力学的重要参数，恒速恒量给药时，经过4~6个$T_{1/2}$可达到稳态血药浓度，临床可据此设计给药方案。

【思考题】

根据$T_{1/2}$测定结果设计磺胺嘧啶注射液的给药方案，并通过计算说明原理。

三、药物的量-效关系曲线

【实验目的】

理解量-效关系的理论和实际意义。

【实验材料】

动物：家兔或豚鼠。

药物：1%乙酰胆碱溶液、0.1%阿托品溶液、台氏液。

器材：剪刀、镊子、离体器官浴槽（或麦氏浴管及恒温水浴锅）、生理信号采集处理系统、张力换能器。

【实验方法】

（1）离体肠管制备：取家兔（或豚鼠），用木槌猛击其头部处死，迅速剖腹取出肠管，置于台氏液中，剪去肠系膜，并用台氏液冲洗肠腔，洗净肠内容物后，剪成2cm长的小段备用。

（2）安装离体肠管实验装置（图5-1）：量取30mL台氏液置于浴管内，调节并保持浴槽水温至37℃±0.5℃。取肠管一段，一端固定于L型通气管并与装有氧气（或空气）的气囊相连，另一端固定在与记录仪相连的换能器上，将肠管浸入装有台氏液的浴管内，缓慢通入气体，保持1~2个气泡/秒。调节换能器张力，使前负荷为1g，待收缩平稳后，开始记录收缩曲线。

（3）描记正常收缩曲线后，依次向浴管内加入按对数递增的乙酰胆碱溶液各0.1mL，并记录收缩曲线，从最小有效浓度开始，直至达到最大收缩强度（即加大药量并不能再加强收缩效应）为止。以未给药时的曲线高度为零点，测量每次收缩高度，以收缩高度为纵坐标，对数剂量为横坐标，绘制量-效关系曲线。

（4）另取一段肠管安装好后，换入新鲜台氏液，预先加入0.1%阿托品溶液0.5mL，重复上述操作过程（此时所用乙酰胆碱浓度需提高若干级），并将结果绘制在同一坐标纸上。

【实验结果】

（1）描记肠管收缩曲线，并用文字说明。

（2）绘制量-效关系曲线。

【注意事项】

（1）换肠管时，应将记录装置关闭。

（2）应保持浴管内台氏液的容量一致。

【注释】

乙酰胆碱为完全拟胆碱药，可激动肠道平滑肌上的M受体引起肠管收缩。阿托品为竞争性M受体阻滞剂，可阻滞乙酰胆碱对肠管平滑肌的兴奋作用，使乙酰胆碱的量-效关系曲线平行右移。

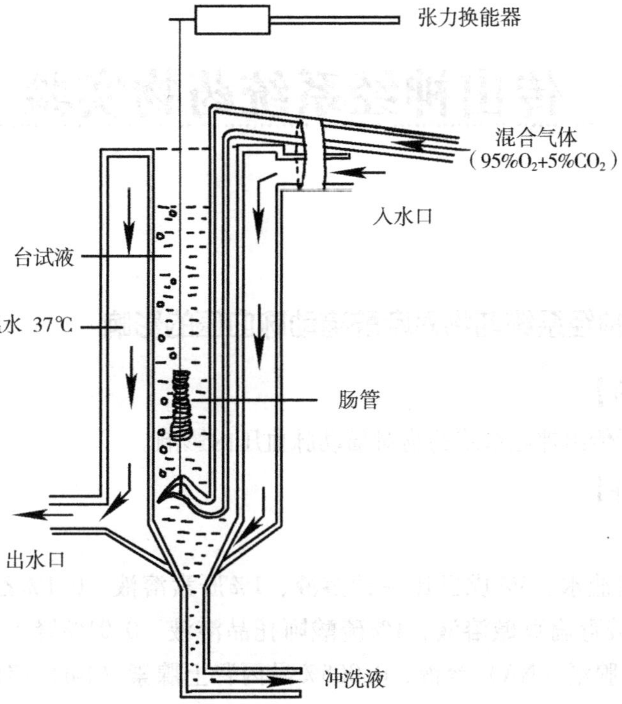

图 5-1 离体肠管装置

【思考题】

如何根据量-效关系曲线的特征研究药物间的相互作用？

第六章 传出神经系统药物实验

一、传出神经系统药物对麻醉猫动脉血压的影响

【实验目的】

观察、分析传出神经系统药物对猫动脉血压的影响。

【实验材料】

动物：猫。

药物：生理盐水、3%戊巴比妥钠溶液、1%肝素溶液、0.1%乙酰胆碱（Ach）溶液、0.1%水杨酸毒扁豆碱溶液、1%硫酸阿托品溶液、0.01%肾上腺素（Adr）溶液、0.01%去甲肾上腺素（NA）溶液、0.005%异丙肾上腺素（Iso）溶液、2.5%酚妥拉明溶液、0.01%心得安（普萘洛尔）溶液。

器材：婴儿秤、手术台、手术刀、手术剪、眼科剪、眼科镊、动脉夹、止血钳、气管插管、动脉插管、静脉插管、输液吊瓶、注射器、血压描记装置、纱布、线。

【实验方法】

（1）麻醉：取猫1只，称重，腹腔注射3%戊巴比妥钠溶液1mL/kg（30mg/kg），麻醉后背位固定于手术台上。

（2）手术：剪去颈部的毛，正中切开颈部皮肤约7cm，分离气管，在气管上做一“T”形切口，插入气管插管，用线结扎固定。分离颈总动脉，在动脉下穿两根线，结扎动脉的远心端（头端），在动脉的近心端用动脉夹夹住，阻断血流，然后在动脉血管上剪一“V”形切口，插动脉插管，用线结扎固定，连接压力换能器描记血压。

在右侧耻骨下股三角内，用手触得股动脉搏动处，剪去毛，纵形切开皮肤约4cm，分离出股静脉，下面穿两根线，一根线结扎股静脉的远心端，在股静脉向心方向剪一“V”形切口，插入静脉插管，并用线结扎固定。推入2~3mL生理盐水，以检查静脉是否通畅，有无漏液。

（3）给药：先描记一段正常血压，然后依次由股静脉注射下列药物，每次给药后立即由股静脉插管内推入2mL生理盐水，观察血压变化，待血压恢复到原水平或平稳后，再给下一药物。

给药顺序：

①阈量Ach溶液；

②0.1%水杨酸毒扁豆碱溶液0.1mL/kg，5分钟后；

③阈量 Ach 溶液；
④1%硫酸阿托品溶液 0.1mL/kg，2 分钟后；
⑤阈量 Ach 溶液；
⑥ 0.1%Ach 溶液 0.1mL/kg；
⑦ 0.01%Adr 溶液 0.1mL/kg；
⑧ 0.01%NA 溶液 0.1mL/kg；
⑨ 0.005%Iso 溶液 0.1mL/kg；
⑩ 2.5%酚妥拉明溶液 0.2mL/kg；
⑪重复⑦；
⑫重复⑧；
⑬重复⑨；
⑭ 0.01%心得安溶液 0.1mL/kg，5 分钟后；
⑮重复⑦；
⑯重复⑧；
⑰重复⑨。

【实验结果】

描记血压变化曲线，并记录给药前后血压值：

药物	血压值（mmHg）		药物	血压值（mmHg）	
	给药前	给药后		给药前	给药前
①阈量 Ach			⑩酚妥拉明		
②毒扁豆碱			⑪Adr		
③阈量 Ach			⑫NA		
④阿托品			⑬Iso		
⑤阈量 Ach			⑭心得安		
⑥ 0.1% Ach			⑮Adr		
⑦Adr			⑯NA		
⑧NA			⑰Iso		
⑨Iso					

【注意事项】

注射激动剂时要快，注射阻滞剂时要慢。

【注释】

Ach 的阈量可因动物的个体差异而有所不同，多数动物的阈量范围在 $10^{-13}\sim10^{-8}$g/mL，实验时从小剂量开始摸索确定。

【思考题】

分析实验药物对动脉血压影响的作用机理。

二、拟胆碱药和抗胆碱药对家兔瞳孔的影响

【实验目的】

观察阿托品和毛果芸香碱对瞳孔的影响。

【实验材料】

动物：家兔。

药物：1%硫酸阿托品溶液、1%硝酸毛果芸香碱溶液。

器材：兔固定盒、测瞳尺、注射器（0.25mL）。

【实验方法】

取无眼疾的家兔 1 只，置于兔固定盒，保持自然体位，用测瞳尺测双眼瞳孔的大小。然后将下眼睑拉成杯状（图 6-1），并用手指压住鼻泪管（以防药液流入鼻腔），用注射器向一侧眼结膜囊内滴入 1%硫酸阿托品溶液 0.1mL，另一侧滴入 1%硝酸毛果芸香碱溶液 0.1mL。10 分钟后再次测量双眼瞳孔大小。再将 2 药交叉滴入对侧眼内，10 分钟后重复测量瞳孔大小。

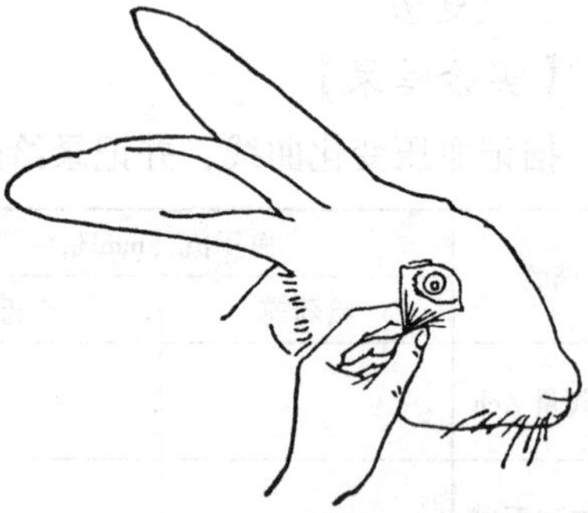

图 6-1 家兔结膜给药方法

【实验结果】

兔眼	药物		瞳孔直径（mm）		
	第 1 次	第 2 次	给药前	给药后	
				第 1 次	第 2 次
左	硫酸阿托品	硝酸毛果芸香碱			
右	硝酸毛果芸香碱	硫酸阿托品			

【注意事项】

（1）给药时将下眼睑拉成杯状将药液滴入，同时压迫内眦，避免药液经鼻泪管流入鼻腔。给药 1 分钟后再将手放开。

（2）测量瞳孔时勿接触角膜。

（3）实验过程中始终将兔头向同一方向固定，避免由于光线强度变化引起瞳孔大

小变化而影响实验结果。

【注释】

毛果芸香碱为M受体激动剂，可兴奋虹膜括约肌使瞳孔缩小；阿托品为M受体阻滞剂，作用与毛果芸香碱相反。

【思考题】

毛果芸香碱和阿托品对瞳孔的不同影响在临床上分别有何实际应用意义？

三、阿托品的解痉作用

【实验目的】

观察阿托品的解痉作用并分析其作用机理。

【实验材料】

动物：家兔或豚鼠。

药物：0.001%乙酰胆碱溶液、0.1%硫酸阿托品溶液、10%氯化钡溶液、20%硫酸镁溶液、台氏液。

器材：剪刀、镊子、离体器官浴槽（或麦氏浴管及恒温水浴锅）、生理信号采集处理系统、张力换能器。

【实验方法】

（1）离体肠管制备与离体肠管实验装置的安装方法同“药物的量-效关系曲线”实验。

（2）描记正常收缩曲线后，用注射器依次向浴管内加入下列药物：

① 0.1%硫酸阿托品溶液0.1mL，观察药物作用；

②用新鲜台氏液换洗3次，收缩曲线稳定后加入0.001%乙酰胆碱溶液0.1~0.2mL；

③待作用明显时，立即加入0.1%硫酸阿托品溶液0.1mL；

④作用明显时再加入0.001%乙酰胆碱溶液，剂量同②；

⑤若作用不明显则继续追加0.001%乙酰胆碱溶液0.1~0.2mL；

⑥用新鲜台氏液换洗3次，收缩曲线稳定后加入10%氯化钡溶液0.1mL；

⑦作用明显时再加入0.1%硫酸阿托品溶液0.1mL；

⑧待作用明显时加入20%硫酸镁溶液1.0mL。

【实验结果】

描记肠管收缩曲线，并用文字说明。

【注意事项】

同“药物的量-效关系曲线”实验。

【注释】

阿托品为竞争性M受体阻滞剂，可松弛胃肠平滑肌，特别是对处于痉挛状态的平滑肌作用更强，临床可用于胃肠痉挛性疾病。氯化钡则可直接兴奋肠管平滑肌，引起痉挛性收缩。

【思考题】

根据实验结果分析阿托品的作用机制。

四、新斯的明对琥珀酰胆碱和筒箭毒碱肌松作用的影响

【实验目的】

观察新斯的明对去极化型肌松药（琥珀酰胆碱）和非去极化型肌松药(筒箭毒碱)肌松作用的影响,学习麻醉大鼠腓神经-胫前肌标本的制备方法及其在肌松药研究中的应用。

【实验材料】

动物：大鼠，150~200g。

药物：0.005%氯化筒箭毒碱、0.03%氯化琥珀酰胆碱、0.01%溴化新斯的明、20%乌拉坦、2%盐酸普鲁卡因、生理盐水。

器材：手术器械一套、生理信号采集处理系统、张力换能器、棉线、大头钉、铁架台等。

【实验方法】

(1）连接生理信号采集处理系统，设定刺激器参数（刺激强度0.4V左右，波宽2毫秒，延时1毫秒)。

(2）大鼠称重，腹腔注射20%乌拉坦0.6~0.75mL/100g麻醉（相当于1.2~1.5 g/kg)。数分钟后翻正反射消失，即可进行实验。

(3）分离坐骨神经：在髋关节后，坐骨结节内侧凹陷处切开皮肤，钝性分离肌肉，暴露出一段坐骨神经（粗大白色神经)，用浸有普鲁卡因的棉线，围绕坐骨神经打一个结，在坐骨神经干上做传导阻滞麻醉，排除上行干扰。

注意：棉线要尽可能细，并拧干。

(4）分离腓神经：在膝关节外侧，剪开皮肤，钝性分离肌肉组织，分离腓神经(位置较浅，很细，在横向与斜向纤维之间，向外下方走行。深层为胫神经，不可误认)，神经穿线备用（以备在此安装刺激电极，进行实验刺激)。

(5）分离胫前肌：两前肢背位固定在手术台上（仰卧)，从后肢踝关节正前方向上剪开小腿皮肤，剪断踝关节前部横韧带，分离胫前肌肌腱，沿胫骨分离胫前肌（注意不要损伤血管)，在踝部的胫前肌肌腱处扎线，于结扎线远端切断肌腱。

(6）连接仪器：手术操作完成后，将胫前肌与生理信号采集系统的张力换能器相连接，腓神经处安放刺激电极。最适前负荷定为1~2g。以一定频率刺激腓神经（1次/秒)，使胫前肌规律性收缩。稳定一段时间后，于给药前记录一段正常的肌肉收缩曲线。

(7）给药：①腹腔注射0.005%氯化筒箭毒碱0.4mL/100g(相当于0.2mg/kg)，待收缩振幅被抑制了20%时，立即由舌静脉匀速注射0.01%溴化新斯的明0.1mL/100g(相当于0.1mg/kg)。②肌肉收缩恢复后，腹腔注射0.03%氯化琥珀酰胆碱0.4~

0.8mL/100g（相当于1.2~2.4mg/kg），待收缩振幅被抑制了20%时，立即由舌静脉匀速注射0.01%溴化新斯的明0.1mL/100g（相当于0.1mg/kg体重）。

【实验结果】

描记胫前肌收缩曲线，讨论分析结果。

【注意事项】

新斯的明静脉注射不宜过快，也可经股静脉插管给药。每次注射药物后，需立即注射生理盐水0.5~1.0mL，以便将插管内积存的药液全部注入静脉中。

【注释】

去极化型肌松药琥珀酰胆碱和非去极化型肌松药筒箭毒碱的肌松作用机制不同，前者的肌松作用抗胆碱酯酶药（新斯的明）不能解救，而后者的肌松作用可被新斯的明所拮抗。

【思考题】

（1）去极化（琥珀酰胆碱）和非去极化（筒箭毒碱）型肌松药的肌松作用有何不同？为什么？

（2）新斯的明对去极化型和非去极化型肌松药肌松作用的影响有何不同？为什么？

五、肾上腺素对普鲁卡因浸润麻醉的增效作用

【实验目的】

学习用豚鼠皮内浸润法观察药物局麻作用的方法，观察肾上腺素对普鲁卡因的增效作用。

【实验材料】

动物：豚鼠。

药物：1%盐酸普鲁卡因溶液、含4μg/mL盐酸肾上腺素的1%盐酸普鲁卡因溶液（1%盐酸普鲁卡因溶液100mL，加1%盐酸肾上腺素0.4mL）。

器材：剪毛剪刀、注射器（1mL）、针头。

【实验方法】

取体重150~300g豚鼠1只，在背脊两侧各选择相互对称、直径2cm左右的区域一块，将毛剪净。用针头刺激皮肤，测试其痛觉反应。以叫声或刺激点肌缩力为感痛指标。刺激方式按照左、中、右、上、中、下的顺序进行。全部为阳性反应时记6/6，全部为阴性反应时记0/6，余类推。

用1mL注射器抽取1%盐酸普鲁卡因溶液0.2mL注入背脊左侧剪毛区的皮内。注射时应斜向进针，刺入2~3 mm即可，过深就会将药液注入皮下组织。注射后该部位应出现皮丘。另取含4μg/mL肾上腺素的1%盐酸普鲁卡因溶液0.2mL，注入右侧相应的皮内。沿皮丘边缘，用标号笔画圈作为记号。给药后5分钟以同样刺激强度测试两个皮丘的痛觉反应一次，以后每隔10分钟测试一次，直至痛觉完全恢复。比较普鲁卡因溶液中加与不加肾上腺素在浸润麻醉作用维持时间方面的差别。

【实验结果】

受试部位	皮内注射药物	给药前对针刺的阳性反应	注药后对针刺的阳性反应						
			5分钟	10分钟	20分钟	30分钟	40分钟	50分钟	60分钟
左侧	普鲁卡因								
右侧	普鲁卡因+肾上腺素								

【注意事项】

(1) 供本实验用的豚鼠不宜太老。因为老龄豚鼠对针刺的反应迟钝，且皮内注射也较困难。

(2) 针刺的强度应前后一致。

【注释】

局麻药从用药部位吸收进入血液循环的速度决定了其作用持续时间的长短，而吸收速度主要取决于给药部位的血流是否丰富。普鲁卡因用于浸润麻醉在给药后1~3分钟开始起效，维持30~45分钟。

【思考题】

根据实验结果讨论临床实践中在普鲁卡因溶液中加入肾上腺素的作用、意义及原理。

六、有机磷农药中毒及解救

【实验目的】

观察有机磷农药中毒时的主要症状和血中胆碱酯酶活力抑制的情况，根据阿托品、解磷定的解救效果来分析药物作用原理。

【实验材料】

动物：家兔。

药物：10%敌百虫溶液、5%解磷定注射液、0.05%阿托品溶液、0.37mol/L三氯化铁溶液、3.5mol/L氢氧化钠溶液、碱性羟胺溶液、7mmol/L Ach、磷酸缓冲液(pH7.2)、盐酸溶液。

器材：兔固定箱、注射器（20mL、10mL、1mL）及针头、棉花、吸管（1mL、2mL、5mL)、恒温水箱。

【实验方法】

(1) 取家兔1只，称重后，分别观察呼吸（次数/分钟，呼吸道分泌物多或少)、瞳孔大小（以mm表示)、大小便、肌张力及有无肌震颤等指标并加以记录。

(2) 取6只试管，每只试管内加入1mL磷酸缓冲液。

（3）将家兔放入固定箱内，用针头刺破耳静脉，让血液自然流出，用吸管准确取0.1mL放入试管内，同时取血两份，供测定血中正常胆碱酯酶活力之用。

（4）耳静脉注入10%敌百虫1mL/kg（相当于100mg/kg），待症状明显后按下表所列各项进行观察和记录，并用上述方法取血1份。

（5）静脉注入0.05%阿托品2mL/kg（相当于1mg/kg），约10分钟后观察哪些中毒症状有所改善并填入表内。此时取血1份。

（6）最后静脉注射5%解磷定0.4mL/kg（相当于20mg/kg），等中毒症状全部缓解后取血1份，以观察血中胆碱酯酶活力恢复情况。

【实验结果】

	呼吸（次/分）	瞳孔（mm）	唾液分泌	大小便	肌颤	酶活力
用药前						
敌百虫						
阿托品						
解磷定						

【注意事项】

（1）敌百虫为剧毒药，手接触后立即用自来水冲洗（不可用肥皂洗手，因敌百虫遇碱后可变成毒性更大的敌敌畏）。

（2）取血量应准确。

（3）在做胆碱酯酶活性测定时，加入试剂的次序不应颠倒。

【注释】

（1）有机磷农药可抑制体内胆碱酯酶，引起体内乙酰胆碱蓄积而导致中毒，症状为一系列胆碱能受体兴奋的表现。有机磷农药中毒时的解救分为对症和对因两个方面，分别使用胆碱受体阻滞剂和胆碱酯酶复活药。

（2）可另取家兔1只，注射敌百虫后不再用药物抢救，而只测定注射敌百虫前及注射敌百虫后15分钟、30分钟、45分钟血中胆碱酯酶的活力并观察中毒症状，以便同用药解救的家兔相对照。

【思考题】

根据实验结果说明阿托品和解磷定在解救有机磷农药中毒时的作用。

附：全血胆碱酯酶活力的比色测定法

【原理】

Ach可被血中的胆碱酯酶催化而水解，在一定条件下，水解Ach的量与酶的活力有关，故加入一定量的Ach，使之与血液作用后，测定剩余Ach的量，便可知已被水解的

Ach 量，从而测出胆碱酯酶的活力。

剩余 Ach 的测定，系利用 Ach 与羟胺生成异羟肟酸，后者在酸性条件下又与 Fe^{3+} 作用，生成红棕色的异羟肟酸铁络合物。

【试剂的配制】

磷酸缓冲液（pH7.2）：取 Na_2HPO_4 1.67g 和 NaH_2PO_4 0.272g 加蒸馏水溶解，稀释至 100mL。

7mmol/L Ach：取氯化乙酰胆碱 0.127g 加蒸馏水 100mL。

3.5mol/L NaOH：取 NaOH 14g，用蒸馏水配成 100mL。

碱性羟胺溶液：用等体积的 1mol/L 羟胺与 3.5mol/L NaOH 于使用前 20 分钟混合而成。

HCl 溶液：取比重 1.18 的浓盐酸 50mL，加蒸馏水至 100mL。

0.37mol/L $FeCl_3$ 溶液：用 0.1mol/L HCl 配制。

每加完一个试剂后应充分摇匀。在加完最后一个试剂后放置 2 分钟。

【步骤】

按下表所列次序进行操作：

	空白管	标准管	药前	敌百虫	阿托品	解磷定
磷酸缓冲液	2.1mL	1mL	1mL	1mL	1mL	1mL
血		0.1mL	0.1mL	0.1mL	0.1mL	0.1mL
37℃预热 3 分钟						
7mmol/L Ach			1mL	1mL	1mL	1mL
37℃保温 30 分钟						
碱性羟胺	4mL	4mL	4mL	4mL	4mL	4mL
7mmol/L Ach		1mL				
放置 2 分钟						
HCl 溶液	2mL	2mL	2mL	2mL	2mL	2mL
$FeCl_3$	2mL	2mL	2mL	2mL	2mL	2mL

3000 转/分钟离心 10 分钟，取上清液在 15 分钟内于 520~525nm 处比色，以空白管调"0"，测定其余各管的光密度值，按下式计算：

$$血中胆碱酯酶活性单位/mL=\frac{标准管光密度值-测定管光密度值}{标准管光密度值}\times 70$$

注：以 1mL 血液在规定条件下能分解 1μmol Ach 定为 1 个胆碱酯酶活力单位，公式中的 70 为稀释倍数，即每管中加有 7μmol 的 Ach 溶液及 0.1mL 血液，（7×1.0）/0.1=70。

第七章　中枢神经系统药物实验

一、巴比妥类药物的催眠作用比较

【实验目的】

比较巴比妥类药物的作用强度和作用持续时间。

【实验材料】

动物：家兔。

药物：1%硫喷妥钠溶液、3%戊巴比妥钠溶液、3%苯巴比妥钠溶液、苦味酸。

器材：婴儿秤、兔笼、注射器（2mL、5mL）、秒表。

【实验方法】

取家兔称重、标号，观察各兔正常活动及翻正反射情况后，按体重经耳缘静脉分别给予下列药物：1%硫喷妥钠溶液 1mL/kg（相当于 10mg/kg），3%戊巴比妥钠溶液 1mL/kg（相当于 30mg/kg），3%苯巴比妥钠溶液 1mL/kg（相当于 30mg/kg）。观察给药后翻正反射消失时间及恢复时间，汇总全班结果，进行统计分析。

【实验结果】

编号	体重（kg）	药物	给药量（mL）	给药时间	翻正反射		作用特点
					消失时间	恢复时间	
1		硫喷妥钠					
2		戊巴比妥钠					
3		苯巴比妥钠					

【注意事项】

（1）静脉给药时速度不宜过快，特别是硫喷妥钠。

（2）试验过程中需保持环境安静。

【注释】

巴比妥类药物是巴比妥酸的衍生物，结构中取代基团不同使得药物的脂溶性不同，从而影响药物的作用强度、快慢和持续时间。

【思考题】

根据实验结果说明巴比妥类药物的作用强度、快慢、持续时间的差别及其原因。

二、药物的抗惊厥作用

1. 安定对士的宁惊厥的拮抗作用

【实验目的】

观察安定对士的宁惊厥的拮抗作用。

【实验材料】

动物：小鼠。

药物：0.01%士的宁溶液、0.25%安定溶液、生理盐水、苦味酸。

器材：台式天平、小鼠笼、注射器（1mL）、烧杯（800mL）。

【实验方法】

取小鼠 2 只，分别腹腔注射 0.01%士的宁溶液 0.15mL/10g（相当于 1.5mg/kg）。随后其中 1 只腹腔注射 0.25%安定溶液 0.2 mL/10g（相当于 50mg/kg），另 1 只注射等容量生理盐水。将 2 只小鼠置于烧杯中，观察两鼠的反应。

【实验结果】

编号	体重（g）	药物	给药量（mL）	用药后反应
1		士的宁		
		生理盐水		
2		士的宁		
		安定		

【注意事项】

士的宁致惊厥作用快，注射士的宁后要立即注射安定，故需事先做好准备。

【注释】

士的宁致惊厥的剂量范围可参照 1～1.5mg/kg；安定抗惊厥的剂量范围可参照 20～50mg/kg。

【思考题】

根据实验结果分析安定的作用。

2. 乙琥胺对戊四氮惊厥的拮抗作用

【实验目的】

观察乙琥胺对戊四氮惊厥的拮抗作用。

【实验材料】

动物：小鼠。

药物：1.5%乙琥胺混悬液、0.6%戊四氮溶液、生理盐水、苦味酸。

器材：台式天平、小鼠笼、注射器（1mL）、烧杯（800mL）。

【实验方法】

取2只小鼠，称重标号，1只腹腔注射1.5%乙琥胺溶液0.2mL/10g（300mg/kg），另1只腹腔注射生理盐水0.2mL/10g。30分钟后，2只小鼠均皮下注射0.6%戊四氮溶液0.2mL/10g（120mg/kg），观察2只小鼠的反应。

【实验结果】

编号	体重（g）	药物	给药量（mL）	给戊四氮后动物反应			
				跌倒	阵挛	强直	死亡
1		生理盐水					
		戊四氮					
2		乙琥胺					
		戊四氮					

【注意事项】

（1）戊四氮的给药量要准确。

（2）给药后的动物反应可用"+"或"-"表示。

【注释】

（1）乙琥胺是防治癫痫小发作的首选药，作用机制与选择性抑制丘脑神经元T型Ca^{2+}通道有关。

（2）戊四氮可用其他中枢兴奋药代替，如0.04%回苏灵0.2mL/10g（8mg/kg）。

【思考题】

根据实验结果分析乙琥胺的作用。

3. 苯妥英钠和苯巴比妥钠对电惊厥的拮抗作用

【实验目的】

观察苯妥英钠和苯巴比妥钠对动物电惊厥的保护作用。

【实验材料】

动物：小鼠。

药物：0.5%苯妥英钠溶液、0.5%苯巴比妥钠溶液、生理盐水、苦味酸。

器材：台式天平、小鼠笼、注射器（1mL）、刺激仪（或YSD-4药理生理多用仪）。

【实验方法】

（1）动物筛选：刺激仪设定为“单刺激、频率 8Hz、刺激强度 80V”，将刺激仪输出端的一个电极（鳄鱼夹）夹在小鼠两耳尖部，另一个夹在下颌皮肤上，开始刺激。若小鼠出现前肢屈曲、后腿伸直的强直惊厥反应，立即停止刺激，记录刺激参数。若未能引起强直性惊厥，可逐渐提高刺激电压至 100 V，频率 4Hz。选择出现典型强直性惊厥的小鼠用于实验。

（2）取筛选合格的小鼠 3 只，分别腹腔注射 0.5%苯妥英钠溶液 0.1～0.15mL/10g（50～75mg/kg），0.5%苯巴比妥钠溶液 0.1～0.15mL/10g（50～75mg/kg）和等量生理盐水。30 分钟后按各鼠原刺激参数再次给予电刺激，观察动物反应。

【实验结果】

编号	体重（g）	药物	给药量（mL）	刺激参数		通电时反应	
				频率（Hz）	电压（V）	药前	药后
1		生理盐水					
2		苯妥英钠					
3		苯巴比妥钠					

【注意事项】

（1）刺激所用电压可因动物个体差异而有所不同，故应从小到大，选择适当强度。

（2）为增加导电性可在小鼠耳尖和下颌部的刺激部位涂适量生理盐水。

【注释】

苯巴比妥钠和苯妥英钠均为抗癫痫大发作的首选药，可对抗电惊厥。

【思考题】

苯巴比妥钠和苯妥英钠抗惊厥、抗癫痫的机理是什么？

三、氯丙嗪对小鼠激怒反应的影响

【实验目的】

观察氯丙嗪的安定作用。

【实验材料】

动物：雄性小鼠，体重 25g 左右。

药物：0.1%盐酸氯丙嗪溶液、生理盐水、苦味酸。

器材：台式天平、YSD-4 型药理生理多用仪、激怒盒、小鼠笼、注射器（1mL）。

【实验方法】

（1）测定阈电压值：取小鼠 4 只，随机分为两组，称重、标号，取一组小鼠放入激怒盒内，接通多用仪电源，由小逐渐增大调节交流电压输出强度，至小鼠出现激怒反应（两鼠竖立对峙、相互撕咬）为止（图 7-1），此电压值即为阈电压值（35~60V）。记录两组动物的阈电压值。

（2）给一组小鼠腹腔注射 0.1%盐酸氯丙嗪 0.1mL/10g（10mg/kg），另一组小鼠注射等容量生理盐水。20 分钟后分别再次给予阈刺激，观察两组小鼠给药前后反应的差异。

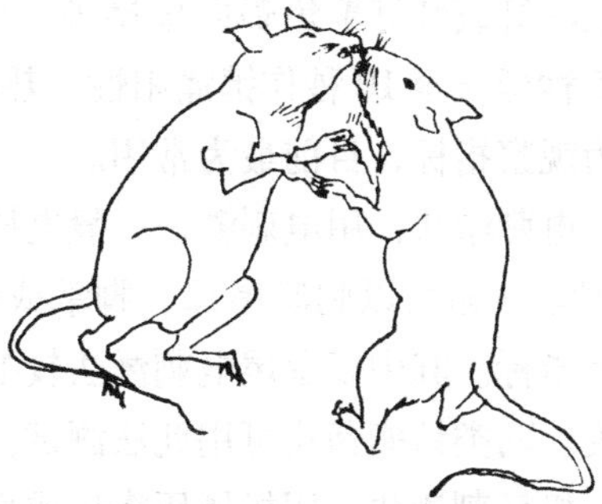

图 7-1 小鼠激怒反应

【实验结果】

药物	编号	体重（g）	给药量（mL）	激怒阈电压值（V）	激怒反应	
					给药前	给药后
氯丙嗪	1					
	2					
生理盐水	3					
	4					

【注意事项】

（1）YSD-4 型药理生理多用仪后面板上开关拨向“激怒”，而不能拨向“恒温”。

（2）刺激电压应从小到大逐渐增高，过低不引起激怒反应，过高可引起动物逃避。

（3）同组小鼠体重相差不宜过大，异笼饲养效果更佳。

【注释】

（1）可用大鼠替代小鼠用于试验。

（2）可在测得阈电压值后，给一组动物中的 1 只注射生理盐水，另 1 只注射氯丙嗪，20 分钟后再次给予相同电压刺激，可出现 1 只动物打斗另 1 只动物的现象。

【思考题】

根据实验结果，说明氯丙嗪的作用。

四、镇痛药实验

镇痛药分为麻醉性镇痛药及解热镇痛药两大类。麻醉性镇痛药作用强，宜用动物实验测试。

疼痛可由机械、热、电及化学物质等刺激引起，镇痛药的试验方法很多，根据致痛的方法，可分为以下四类：

热刺激法：利用一定温度刺激动物体表的某个部位使其产生疼痛反应，如将鼠尾浸入 58℃或 55℃的热水中，以蜷尾反应时间从正常 1~2 秒延长至 5 秒作镇痛阳性；亦可用放映灯或红灯聚焦辐射鼠尾尖、兔鼻尖或前额，以受热产生退缩反应的时间从正常3~5秒延长至10秒作镇痛阳性。热刺激法中小鼠热板法方法简便，以特定的舔后足反应为观察指标，目前最为常用。

电刺激法：用电刺激，一般电压3.5~9V，频率60~70次/分钟，每次刺激时间1/25秒。小鼠可以刺激尾部、脚掌或两耳尖，家兔可以埋藏电极刺激齿髓，以挣扎反应作为指标。其中以鼠尾电刺激法较准确、方便，并可测定用药后引起反应的电流值提高程度。两类镇痛药均可用此法测试。

机械刺激法：用机械压痛仪或血管钳、夹子、镊子等以一定压力，夹豚鼠及大鼠的耳朵或小鼠的尾根，使动物产生嘶叫或回咬作痛觉反应指标。

化学刺激法：将某种化学物质注入动物体内某个部位，引起动物的疼痛反应，如将苯醌、醋酸、氯化钾等注入小鼠腹腔均可使动物产生腰部收缩、扭体以及蠕行等不同方式的痛觉反应。需30%以上动物不产生上述反应才能认为镇痛阳性，这种方法可用来筛选解热镇痛药。

新药如经上述方法试验证明有镇痛作用，需进一步考虑被试药物有无耐受性及成瘾性。最简便的方法就是按原镇痛方法、剂量在用药后不同时间进行测试，如每日用药测试1次，连续7天，比较镇痛效果。如反应时间逐渐缩短，或者刺激反应值下降，则表示该药具有耐受性，可能成瘾。

1. 小鼠热板法观察阿司匹林镇痛作用

【实验目的】

学习小鼠热板实验法。

【实验材料】

动物：雌性小鼠。

药物：5%阿司匹林混悬液、苦味酸溶液。

器材：台式天平、热板仪、烧杯（1000mL）、注射器（1mL）、小鼠笼。

【实验方法】

（1）取雌性小鼠，称重、标号。

（2）将热板仪温度调节至55℃±0.5℃。

（3）将各小鼠依次置热板仪内，并开启计时器，记录从放入至开始舔后足所需的时间作为痛阈。预测2次，每次间隔5分钟，求平均值，以平均值不超过30秒者为合格。

（4）取4只痛阈合格小鼠，2只灌胃5%阿司匹林混悬液0.2mL/10g，另2只灌胃给予饮用水，0.1mL/10g。在给药后5、10、30、45及60分钟分别测定痛阈一次。

将所测得的痛反应时间按下列公式计算用药后各不同时间的痛阈提高百分率。汇总全班结果，进行统计分析。

$$\text{痛阈提高百分率}=\frac{\text{用药后痛反应时间}-\text{用药前平均痛反应时间}}{\text{用药前平均痛反应时间}}\times 100\%$$

【实验结果】

（1）给药前后痛反应时间

编号	体重（g）	药物	给药量（mL）	痛阈（秒）							
				给药前			给药后（分钟）				
				第1次	第2次	平均	5	10	30	45	60
1		饮用水									
2		饮用水									
3		阿司匹林									
4		阿司匹林									

（2）给药后不同时间痛阈提高百分率

药物	用药后不同时间痛阈提高百分率（%）				
	5分钟	10分钟	30分钟	45分钟	60分钟
饮用水					
饮用水					
阿司匹林					
阿司匹林					

（3）以痛阈提高百分率作纵坐标，时间作横坐标，绘制吗啡和阿司匹林镇痛作用时-效曲线。

【注意事项】

（1）在筛选痛阈合格小鼠时，如果小鼠在30秒内不舔后足或乱蹦乱跳则弃之不用。但用药后不再舔后足而出现跳跃时，也可以此为痛反应指标。

（2）给药后如果小鼠在60秒内无痛反应，应立即取出，避免动物烫伤。痛阈按60秒计算。

【注释】

为避免雄性动物的阴囊被热板烫伤，热板法实验均应选用雌性小鼠。

2. 醋酸扭体法观察阿司匹林的镇痛作用

【实验目的】

学习醋酸扭体实验法。

【实验材料】

动物：小鼠。

药物：5%阿司匹林混悬液、0.6%冰醋酸溶液、苦味酸。

器材：台式天平、烧杯（1000mL）、注射器（1mL）、秒表、小鼠笼。

【实验方法】

取6只小鼠，3只灌胃5%阿司匹林混悬液0.2mL/10g，另3只灌胃给予饮用水，0.2mL/10g。给药后40分钟，每只小鼠腹腔注射新鲜配制的0.6%冰醋酸0.3毫升/只。注射后立即启动秒表，记录扭体潜伏期，0~10分钟、10~20分钟的扭体次数。汇总全班结果，进行统计分析。

【实验结果】

编号	体重（g）	药物	给药量（mL）	扭体潜伏期（秒）	扭体次数（次/10分钟）	
					0~10分钟	10~20分钟
1		饮用水				
2		饮用水				
3		饮用水				
4		阿司匹林				
5		阿司匹林				
6		阿司匹林				

【注意事项】

醋酸应现用现配，每只动物注射醋酸的量要准确。

【注释】

扭体潜伏期为注射醋酸起至出现第一次扭体反应的时间。

【思考题】

吗啡与阿司匹林的镇痛作用和作用机理有何不同？

第八章 内脏系统药物实验

一、抗高血压药实验

1. 六烃季胺的降压作用及其机制分析

【实验目的】

掌握麻醉动物的直接测压法，观察六烃季胺（C_6）的降压作用并分析其降压作用机制。

【实验材料】

动物：家兔。

药物：3%戊巴比妥钠或25%乌拉坦、1%六烃季胺、0.001%乙酰胆碱、0.01%盐酸肾上腺素、1%肝素、生理盐水。

器材：手术器械一套、生理信号采集处理系统及压力换能器。

【实验方法】

（1）麻醉：取家兔1只，称重，3%戊巴比妥钠1～1.5mL/kg（30～45mg/kg）或25%乌拉坦4mL/kg（1g/kg）耳缘静脉缓慢注射，当兔四肢松软、呼吸变深变慢、角膜反射迟钝时表示已被麻醉，应立即停药。背位固定于手术台上。

（2）颈部手术（分离颈动脉、气管）：剪去颈部的毛，在紧靠喉部下缘，沿颈部正中线切开皮肤5～7cm，用止血钳分离皮下组织，暴露胸骨舌骨肌，从胸骨舌骨肌中间分开即见气管。在气管下穿一根线备用，在气管上做一“T”形切口（横行切口，不能超过气管口径的1/2，向心方向做纵切口约0.5cm），将气管插管插入后，用已穿好的备用线结扎固定，以保证呼吸道畅通。

在气管的外侧，即气管与胸骨舌骨肌之间，可分离出颈总动脉（颈总动脉和神经被结缔组织膜束在一起，分离时应格外小心）。将颈总动脉分离出3cm左右，在动脉下穿两根线。一根线结扎动脉的远心端，另一根线备用。在动脉的近心端用动脉夹夹住，以阻断血流，然后在动脉结扎结的近心侧做一“V”形切口，将已连接压力换能器的动脉插管向心方向插入动脉，用已备好的结扎线将动脉和插管结扎、固定（图8-1）。

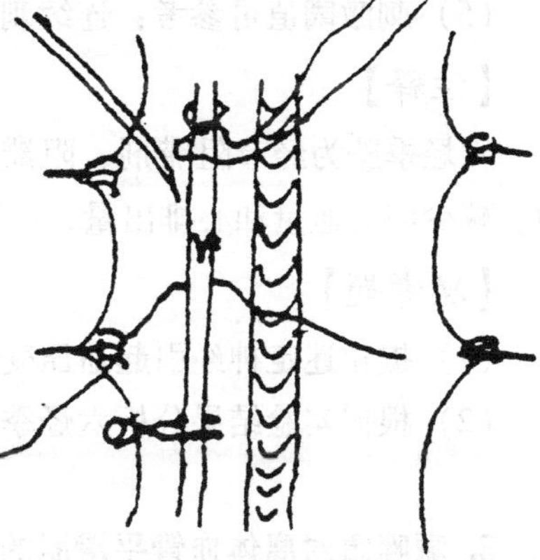

图8-1 颈部手术示意图

同时分离另一侧的颈总动脉和迷走神经。在颈总动脉下穿线，以备提线阻断此血管血流之用。在迷走神经下穿线、打结，在打结部位以上的远心端将此神经剪断，将刺激电极置迷走神经近心端上便于进行刺激。

（3）描记正常血压曲线，然后按下列顺序操作（药物经耳缘静脉给予）：

①提起颈总动脉下的穿线，阻断血流15秒钟，记录血压变化，重复两次，观察反应是否一致；

②电刺激迷走神经近心端（外周端）15秒钟，找出引起反应的阈值，记录血压变化；

③静注0.01%盐酸肾上腺素0.1mL/kg，记录血压变化；

④静注0.001%乙酰胆碱溶液0.1mL/kg，记录血压变化；

⑤静注1%六烃季胺0.1mL/kg，记录血压变化；

⑥重复①，观察血压变化；

⑦重复②，观察血压变化；

⑧重复③，观察血压变化；

⑨重复④，观察血压变化。

【实验结果】

描记血压变化曲线，记录各药物给药前后血压值。

【注意事项】

（1）插管后，应立即向体内注入肝素抗凝。

（2）压力换能器应与动物的心脏在同一水平位置，压力调节视动物的正常血压而定。

（3）动脉夹打开时要缓慢，防止漏血。

（4）电刺激迷走神经的近心端，一定要找出最低阈强度。否则，刺激太强，六烃季胺不能阻滞。

（5）刺激阈值可参考：连续刺激，强度2V，频率16Hz，波宽2毫秒。

【注释】

六烃季胺为经节阻滞剂，阻滞交感神经节引起动脉和静脉血管舒张，降低外周阻力，减少回心血量和心排出量，产生显著降压作用。

【思考题】

（1）提拉迷走神经引起血压变化的机理是什么？

（2）根据实验结果分析六烃季胺的降压作用原理。

2. 哌唑嗪对离体血管平滑肌的作用

【实验目的】

观察哌唑嗪对去甲肾上腺素、氯化钾诱导的血管平滑肌收缩作用的影响。

【实验材料】

动物：家兔。

药物：4mol/L 氯化钾、0.01mol/L 哌唑嗪、0.003mol/L 去甲肾上腺素、克氏液。

器材：兔台、手术器械一套、纱布、棉球、恒温水浴箱、浴管、生理信号采集处理系统及张力换能器、注射器、4 或 5 号针头。

【实验方法】

（1）制备兔主动脉条：取家兔一只，猛击头部致昏，迅速剖胸，分离胸主动脉，剪取主动脉弓至膈肌的血管，迅速置于充氧的克氏液中，剔除血管外结缔组织及脂肪，洗去凝血块，轻轻套在与之同样粗细的玻璃棒上，然后用眼科剪将胸主动脉剪成宽 3~4mm、长2~3cm的螺旋形条片。两端分别穿线结扎，置于麦氏浴管内，其中一端接在水浴管内的 L 型管上，另一端连在张力换能器上，张力换能器的前负荷为 2g。调节水浴温度达 37℃±1℃。麦氏浴管内装有 30mL 克氏液，并通 95%O_2 及 5%CO_2 的混合气体。将记录仪与张力换能器连接并调整零点（图 5-1）。

（2）待主动脉条稳定约 1 小时后，描记其正常张力曲线，按如下顺序给药：

①加入 0.003mol/L 去甲肾上腺素 0.1mL，待最大反应后，冲洗标本；

②待主动脉条恢复后，加入 0.01mol/L 哌唑嗪 0.2mL，15 分钟后，重复步骤①。待作用稳定后，冲洗标本；

③向浴管内加入 4mol/L 氯化钾 0.1mL，待作用明显后冲洗；

④待曲线平稳后加入 0.01mol/L 哌唑嗪 0.2mL，15 分钟后重复步骤③。

【实验结果】

描记血管收缩曲线。

【注意事项】

（1）制备主动脉条标本时操作要轻柔，切勿用力牵拉，以免损害主动脉的平滑肌组织。

（2）克氏液必须现用现配。

（3）向浴管内通入混合气体时，注意通气量，一般为 1~2 个气泡/秒。

【注释】

兔离体主动脉条实验可用于观察药物对血管平滑肌舒缩功能的影响。观察药物对用高钾去极化和去甲肾上腺素处理后主动脉条的作用，可以初步分析药物对血管平滑肌细胞的作用部位：是通过电压依赖性钙通道，还是受体操纵性钙通道。

【思考题】

（1）去甲肾上腺素、氯化钾诱导血管平滑肌收缩的机制是什么？

（2）哌唑嗪对去甲肾上腺素、氯化钾诱导的血管平滑肌收缩的影响有何不同？为什么会有这样的区别？

二、强心药物实验

常用于观察药物强心作用的实验材料有：离体正常动物的心脏、在体正常动物的心脏、离体衰竭动物的心脏、在体衰竭动物的心脏。也可通过观察药物对心电图的影响反映药物对心脏的作用。一般选用 2~3 种方法即可。若该被试药物有强心作用，则应观察其作用性质，并与已知的强心药（儿茶酚胺类、强心苷类）比较有何异同。一个有前途的强心药应该具备生物活性强、治疗指数大、正性肌力作用强同时又能扩张血管、减轻心脏负担、不影响心律、口服易吸收等特点。

1. 强心苷对离体蛙心的作用

【实验目的】

学习斯氏离体蛙心灌注法，观察强心苷对离体衰竭心脏的作用和毒性。

【实验材料】

动物：蟾蜍。

药物：1%和 10%洋地黄浸出液、任氏液、低钙任氏液（含正常钙的 1/10）。

器材：蛙板、探针、斯氏蛙心插管、蛙心夹、铁架台、手术剪、眼科剪、眼科镊、烧杯、注射器（1mL）、吸管、生理信号采集处理系统、张力换能器。

【实验方法】

（1）取蟾蜍 1 只，用探针破坏其脑和脊髓后背位固定于蛙板上，依次剪开胸部皮肤、肌肉，打开胸腔并剪断双侧锁骨，剪开心包膜，显示心脏（图 8-2）。

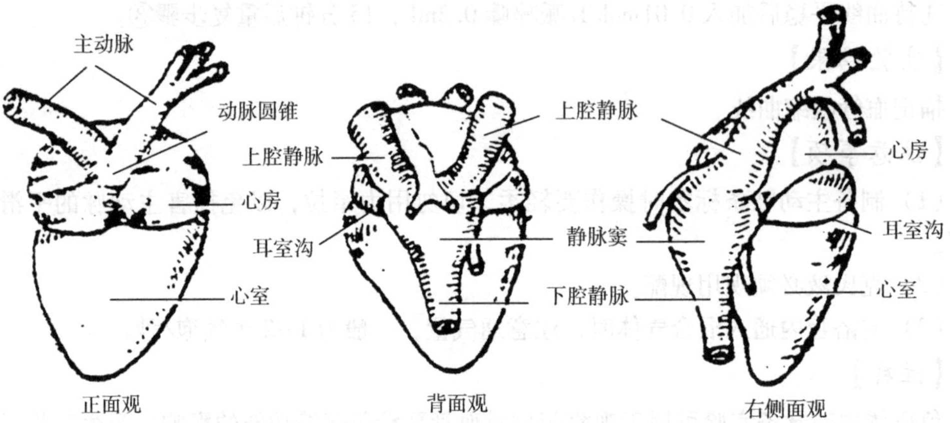

图 8-2 蟾蜍的心脏

如图 8-3 所示，于主动脉下穿一线并打一松结，在左侧动脉沿向心方向剪“V”形切口，约为动脉口径的 1/2，取盛有少许任氏液的蛙心插管从此缺口向心方向插入，抵达动脉球后转向后方，同时用镊子轻提动脉球，向插管反方向上提，即可使插管尖进入心室。当见到管内液面随心跳而上下移动时就可将松结扎紧并固定，然后剪断左右侧动脉，手持斯氏插管，提起心脏，自静脉窦以下把其余的血管扎紧，在结扎线以下剪断血管，使心脏离体。用吸管洗尽管内和心室内的血液，最后使斯氏管内保留约 1mL 的任氏液。

用带线的蛙心夹在心脏收缩时夹住心尖，线的另一端与张力换能器相连，经生理信号采集处理系统记录心脏的收缩活动。

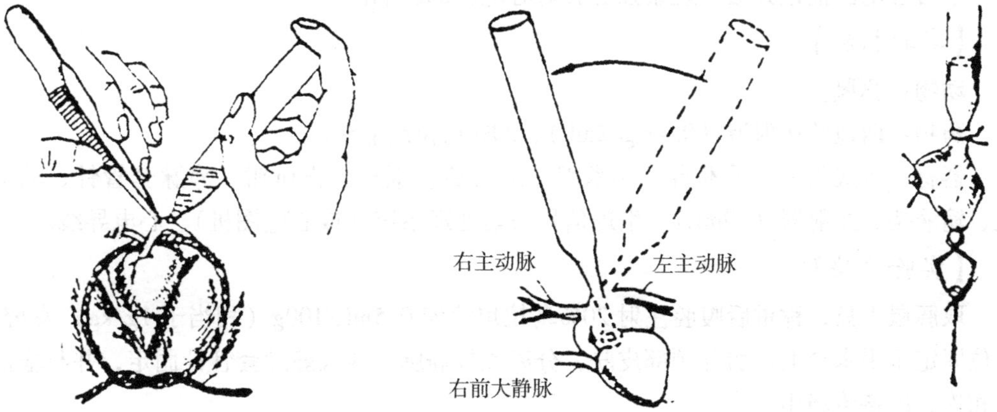

图 8-3　斯氏离体蛙心制备示意图

（2）描记一段正常心脏活动曲线后，改换低钙任氏液，待心缩力减半后，每隔 1 分钟左右加入 1%洋地黄浸出液 1~2 滴，观察心脏收缩力、频率和节律的变化，一直到出现毒性作用为止。如果 5~8 分钟后作用不明显时，可将管内液体吸出 0.5mL 左右，尔后每隔 1 分钟加入 10%洋地黄浸出液 1 滴到中毒为止。

【实验结果】

绘制心脏收缩曲线，记录心率和心律。

【注意事项】

（1）在离体蛙心制备过程中，避免用镊子夹持心肌。

（2）不要把血管平滑肌同其外周组织间隙误认为血管腔。

（3）斯氏插管以刚进入心室为宜，不可太深以防影响心肌收缩力。

（4）尽量自静脉窦以下把其余的血管扎紧，以免伤及静脉窦影响离体心脏的自律性。

（5）斯氏插管内的液体不宜过多，以免心脏负担过重。更换低钙任氏液时，可先将插管中的正常任氏液吸出一半，换以等量低钙任氏液。若作用不明显，再用同样方法逐渐更换低钙任氏液。

【注释】

洋地黄为强心苷类正性肌力药，对心肌细胞有直接兴奋作用，可增强衰竭心脏的收缩力。但强心苷类药物的治疗安全范围窄，且个体差异大，容易引起中毒。

【思考题】

根据实验结果分析洋地黄对心脏的作用。

2. 强心苷对心电图的影响

【实验目的】

学习心电图描记方法，观察强心苷对心电图的影响。

【实验材料】

动物：豚鼠。

药物：西地兰注射液（0.4mg/2mL）、20%乌拉坦溶液。

器材：台式天平、手术台、手术刀、眼科剪、镊子、止血钳、静脉套管针、输液瓶、输液架、注射器（10mL）、生理信号采集处理系统（或心电图机）、心电导线。

【实验方法】

取豚鼠1只，称重后腹腔注射20%乌拉坦溶液0.5mL/100g（相当于1g/kg）麻醉，背位固定于手术台上。切开颈部皮肤，分离颈外静脉，插入静脉套管针固定，并与输液器相连，以备给药用。

选用标准Ⅱ导联，将心电图导联线的针型电极按照红接右前肢、黄接左前肢、黑接右后肢的规则刺入动物的皮下，连接生理信号采集处理系统，记录心电图（心电图机参数设定：1mV=10mm，纸速50mm/s）。

先描记一段正常心电图，然后按1mL/分钟的速度连续滴注西地兰注射液，同时记录心电图，直至心脏停止搏动。

【实验结果】

描记心电图曲线，观察给药过程中心电图的变化，并记录输入药液总量，计算出致动物死亡所需的药量。

【注意事项】

注意控制给药速度和药量。

【注释】

（1）强心苷对心电图的影响包括：S-T段降低、呈鱼钩状，T波倒置或双相，P-R间期延长，P-P间距增大，传导阻滞。最后出现室性心律失常，呈二联律、心室纤颤、停搏等。

（2）家兔和大鼠对强心苷敏感性较差，不宜采用。

【思考题】

（1）解释强心苷引起心电图各种变化的意义。

（2）为何临床病人使用强心苷类药物时需要经常做心电图检查？

三、抗心律失常药实验

抗心律失常药能使异常的心律恢复正常，因此在判断一个药物有无抗心律失常作用时，首先要在动物身上制备心律失常模型。

制备心律失常模型的方法有很多，如给动物静脉注射一定量的药物（乌头碱、哇巴因、氯化钡、氯化钙、肾上腺素）或让动物吸入氯仿，都可以诱发动物心律失常，其中常用的药物是乌头碱和哇巴因。也可以结扎冠状动脉使心肌缺血而诱发心律失常。另外电刺激离体、在体的动物心脏或下丘脑后部等中枢部位以及支配心脏的交感神经，也可使动物心脏的节律失常。上述各种方法引起的心律失常模型各有不同的特点，通常需要几种方法适当配合，采用治疗和预防性给药，来观察一个抗心律失常药物的作用。近年来，也利用体外培养的心肌细胞来观察抗心律失常药的作用。

1. 普鲁卡因胺抗心律失常作用

【实验目的】

观察普鲁卡因胺对电刺激离体蛙心引起心律失常的对抗作用。

【实验材料】

动物：蟾蜍。

药物：1%普鲁卡因胺溶液、任氏液。

器材：八木氏蛙心套管、电刺激器、蛙板、蛙心夹、生理信号采集处理系统、张力换能器、铁支架、手术剪、眼科剪、注射器（1mL）。

【实验方法】

（1）八木离体蛙心制备：取蟾蜍1只，用探针破坏大脑和脊髓后，背位固定于蛙板上，打开胸腔，暴露心脏。结扎右侧动脉，左侧动脉下穿一线并打一松结准备固定动脉插管用。于主动脉下穿一线，把心脏向上翻转后，该线打一松结，准备固定静脉插管用。在下腔静脉处剪一“V”形缺口，向心方向插入盛有任氏液的静脉插管，连同周围血管一并结扎固定，然后在左侧动脉剪一“V”形缺口，约为动脉口径的1/2，从该处向心方向插入动脉插管并结扎之，剪断动脉和静脉使心脏离体。

先使含血的任氏液从动脉插管流出，在静脉插管加入新鲜的任氏液，当动脉流出液无血色时，可使静脉插管承接动脉插管的流出液，此时离体心脏制备完毕，最后管内任氏液约3mL（图8-4）。

（2）在心尖处夹一蛙心夹，连接张力换能器，经生理信号采集处理系统记录心脏活动曲线。在记录一段正常活动曲线和心输出量（以滴/分表示）后，用感应电刺激房室交界处（持续1分钟），可以出现心律失常，记录心输出量。刺激停止后，在任氏液内加入1%普鲁卡因胺溶液0.2mL，3分钟后，重复用药前的刺激，然后电刺激加倍，观察心脏反应，并同给药前相比较。

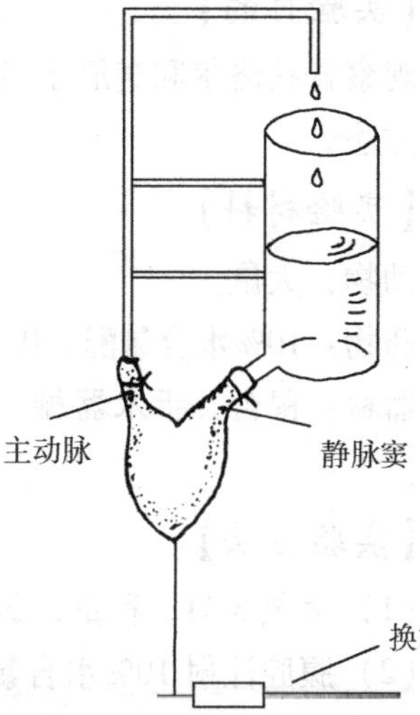

图8-4　八木离体蛙心制备示意图

【实验结果】

绘制心脏活动曲线，记录心输出量：

	心脏活动曲线	心输出量（滴/分）
正常		
电刺激		
普鲁卡因胺		
原刺激		
加倍刺激		

【注意事项】

在离体心脏制备过程中避免用镊子夹持心肌。

【注释】

普鲁卡因胺属于Ⅰa类抗心律失常药，可适度阻滞 Na^+ 通道，降低0相上升速度而减慢传导，使单向传导阻滞变为双向传导阻滞而消除折返激动。

【思考题】

普鲁卡因胺临床主要用于哪些类型的心律失常？

2. 普萘洛尔和奎尼丁对氯化钡诱发心律失常的预防作用

【实验目的】

观察普萘洛尔和奎尼丁对氯化钡诱发心律失常的预防作用，了解氯化钡诱发心律失常的方法。

【实验材料】

动物：大鼠。

药物：10%水合氯醛、0.3%氯化钡、0.1%普萘洛尔、0.5%奎尼丁、生理盐水。

器材：鼠台、手术器械一套、生理信号采集处理系统及心电记录连线、纱布、棉球等。

【实验方法】

（1）大鼠3只，称重，编号。

（2）腹腔注射10%水合氯醛0.4mL/100g（相当于300~400mg/kg），麻醉后，背位固定于大白鼠手术台上，做股静脉插管（给药用）。

（3）记录Ⅱ导心电图。

（4）取2只大鼠分别静脉注射0.1%普萘洛尔0.2mL/100g（相当于2mg/kg）和0.5%奎尼丁0.2mL/100g（相当于10mg/kg），另1只静脉注射等容积生理盐水作对照。

然后分别记录给药后1、3和5分钟的心电图。

（5）5分钟后每只大鼠均静脉注射0.3%氯化钡0.1mL/100g（相当于3mg/kg），立即记录心电图，随后记录给药后15、30秒钟及1、3、5、10、15、20和30分钟的心电图。

【实验结果】

描记心电图曲线，观察3只大鼠对氯化钡的反应有何不同，并对实验结果进行分析。

【注意事项】

（1）氯化钡需要新鲜配置，快速静脉注射，给药剂量范围可在2~4mg/kg之间。

（2）普萘洛尔和奎尼丁要缓慢静脉注射。

（3）快速注射氯化钡后，绝大多数动物于给药过程中或给药后30秒钟出现心律失常。

（4）水合氯醛有时可诱发心律失常。

（5）大鼠心电图与正常人心电图差异较大，应注意比较造模前后大鼠心电图的变化。

【注释】

氯化钡增加浦氏纤维Na^+内流，提高0相的去极化速率，从而诱发心律失常。

奎尼丁适度抑制Na^+内流，还有明显的抗胆碱作用和阻滞肾上腺素α受体的作用，是广谱抗心律失常药物。

普萘洛尔阻滞肾上腺素能β受体，对抗与交感神经兴奋或儿茶酚胺类物质增加有关的各种心律失常。

【思考题】

（1）氯化钡为什么能够诱发心律失常？

（2）根据普萘洛尔、奎尼丁预防和治疗心律失常的作用机制分析说明实验结果。

四、利尿药和脱水药对家兔尿量的影响

【实验目的】

学习利尿药实验方法，观察药物对尿排泄量的影响。

【实验材料】

动物：雄性家兔。

药物：3%戊巴比妥钠溶液、0.1%速尿溶液、50%葡萄糖溶液、液体石蜡。

器材：婴儿秤、兔手术台、导尿管（10#）、兔灌胃器、注射器（50mL、20mL、1mL）、烧杯、量筒或生理信号采集处理系统及记滴换能器。

【实验方法】

（1）插管：取雄性家兔2只，称重，分别灌胃给予温水40mL/kg，30分钟后，以3%戊巴比妥钠溶液1mL/kg耳缘静脉注射麻醉，仰位固定在兔手术台上。将导尿管的尖

端用液体石蜡润滑后自尿道插入，当导尿管通过膀胱括约肌进入膀胱后，即有尿液滴出，然后再插入2cm（共插入8~12cm），用胶布将导尿管与兔体、兔台固定。

（2）收集尿液：轻按兔下腹部将膀胱内的尿液挤出。弃去最初5分钟内流出的尿液，待滴速稳定后，收集20分钟内流出的尿液，作为给药前尿量（或用记滴换能器记录20分钟内尿液滴数）。随后1只家兔经耳缘静脉注入50%葡萄糖溶液5mL/kg（2.5g/kg），另1只注入0.1%速尿溶液5mL/kg（5mg/kg）。分别收集并记录给药后20分钟的尿量，汇总全班结果，进行统计分析。

【实验结果】

编号	体重（kg）	药物	给药量（mL）	尿量（mL/20分钟）	
				给药前	给药后
1		50%葡萄糖			
2		0.1%速尿			

【注意事项】

（1）插胃管时，应注意将胃管从家兔的舌上方插入，为避免将胃管插入气管，可在胃管插好后，将导管的外端放入水中，若有气泡，则说明导管误入气管，应拔出重插。

（2）插导尿管时动作要轻柔，以免引起膀胱括约肌痉挛。插入深度应适当，避免插入过深致导管前端卷曲，影响尿液流出。为避免导尿不畅，可在导管前端两侧各剪一孔，方便尿液流出。

【注释】

本实验为家兔导尿管法，也可采用“兔输尿管插管法”收集尿液。操作方法为：将兔麻醉后仰位固定于兔手术台上，剪去下腹部的毛，在耻骨联合上缘向上沿正中线切开皮肤约5cm，沿腹白线剪开腹壁及腹膜，暴露膀胱。在膀胱底部两侧找出输尿管，轻轻分离一侧输尿管，在其下方穿2根细线，结扎靠近膀胱处的输尿管，在输尿管结扎处的上方剪一小口，然后向肾脏的方向插入一直径2~3mm的细塑料管，并用另一根线结扎固定。将腹部切口合拢，输尿管插管引出体外收集尿液。

【思考题】

根据实验结果，讨论利尿药和脱水药的作用机制。

五、药物的平喘作用

【实验目的】

观察药物对气管收缩剂的拮抗作用。

【实验材料】

动物：豚鼠。

药物：生理盐水、0.4%磷酸组织胺溶液、12.5%氨茶碱溶液、1.25%异丙肾上腺素溶液、0.1%肾上腺素注射液。

器材：药物喷雾装置、注射器（1mL）。

【实验方法】

（1）动物筛选：取150~200g豚鼠，放入约4L的玻璃喷雾箱内，以400mmHg的恒压喷入0.4%磷酸组织胺溶液8~15秒，密切观察豚鼠反应，如见抽搐跌倒，应立即将其取出，以免死亡，并记录引喘潜伏期（从喷雾开始到跌倒的时间）。正常豚鼠引喘潜伏期不超过150秒，大于150秒认为不敏感，不予选用。

（2）次日取经过筛选的豚鼠4只，分别腹腔注射12.5%氨茶碱0.1mL/100g（125mg/kg），1.25%异丙肾上腺素0.1mL/100g（12.5mg/kg），0.1%肾上腺素0.1mL/100g（1mg/kg），生理盐水0.1mL/100g，30分钟后测其引喘潜伏期。汇总全班结果，进行统计分析。

【实验结果】

编号	体重（g）	药物	给药量（mL）	引喘潜伏期（秒）
1		生理盐水		
2		异丙肾上腺素		
3		肾上腺素		
4		氨茶碱		

【注意事项】

各鼠每天只能测引喘潜伏期一次，如一天内测多次会影响实验结果。

【注释】

哮喘是一种以呼吸道炎症和呼吸道高反应性为特征的疾病，其发病机制包括呼吸道炎症、支气管平滑肌痉挛性收缩、支气管黏膜充血水肿及呼吸道腺体分泌亢进等多个环节。凡能拮抗发病病因或缓解喘息症状的药物均有平喘作用。

【思考题】

异丙肾上腺素、肾上腺素和氨茶碱的平喘作用机理和临床适应证有何不同？

六、药物的镇咳作用

【实验目的】

学习二氧化硫引咳法，观察可待因的镇咳作用。

【实验材料】

动物：小鼠。

药物：0.2%磷酸可待因溶液、生理盐水、亚硫酸钠、浓硫酸、苦味酸。

器材：带塞小钟罩、球胆、胶管、抽滤瓶、分液漏斗、注射器（1mL、10mL）、秒表、台式天平、鼠笼。

【实验方法】

（1）二氧化硫（SO_2）的制备：称取40g亚硫酸钠放入抽滤瓶中，用胶管将抽滤瓶的抽气口与球胆相连，分液漏斗内装浓硫酸50mL，并慢慢滴入抽滤瓶中（通过带孔胶塞相连），立即有SO_2产生，并通过胶管储于胆球。

（2）取小鼠4只，称重，标记，观察其呼吸及正常活动情况后，2只小鼠腹腔注射0.2%可待因0.2mL/10g（40mg/kg），另2只腹腔注射同容量的生理盐水作对照，给药30分钟后放入玻璃钟罩内，从球胆中抽取10mL SO_2注入钟罩，刺激90秒，取出动物记录各鼠咳嗽的潜伏期及取出钟罩后3、5、10、15分钟时各鼠每分钟咳嗽次数。汇总全班结果，进行统计分析。

【实验结果】

编号	体重（g）	药物	给药量（mL）	潜伏期（秒）	咳嗽次数（次/分）			
					3分钟	5分钟	10分钟	15分钟
1		生理盐水						
2		生理盐水						
3		可待因						
4		可待因						

【注意事项】

（1）SO_2的量及刺激时间要准确。

（2）刺激后应将钟罩打开，以除去钟罩内的残留SO_2。

（3）小鼠的咳嗽表现以张大嘴，收腹肌为准，有时会有咳声，须仔细观察。

【注释】

潜伏期是从SO_2注入钟罩开始，到产生咳嗽的时间。

【思考题】

磷酸可待因镇咳作用的机理是什么？

七、胃复安对胃肠运动的影响

【实验目的】

观察胃复安对胃肠运动的影响。

【实验材料】

动物：小鼠。

药物：胃复安片（甲氧氯普胺片）混悬液（1mg/mL）、羧甲基纤维素钠（CMC）、苦味酸。

器材：台式天平、小鼠笼、注射器（1mL）、小鼠灌胃针、手术剪、眼科镊、直尺（30cm）、滤纸。

【实验方法】

取禁食不禁水 18 小时的小鼠 2 只，称重标号后，1 只灌胃给予胃复安混悬液 0.2mL/10g（20 mg/kg），另 1 只灌胃给予等容量净水，40 分钟后 2 只小鼠均灌胃给予半固体糊 0.8 毫升/只。

15 分钟后脱颈椎处死小鼠，迅速剖开腹腔，用丝线结扎小鼠幽门、贲门，取出胃。剥离周围组织，称取全胃重量，然后沿胃大弯剪开胃，洗净胃内容物，用滤纸吸干水分后，称取胃净重。另将自十二指肠至回盲瓣的全部小肠取出，量取小肠全长和推进距离。按下式计算胃排空率和小肠推进率：

$$胃排空率（\%）=\frac{0.8-（胃全重-胃净重）}{0.8}\times100\%$$

$$小肠推进率（\%）=\frac{推进距离}{小肠全长}\times100\%$$

汇总全班结果，进行统计分析。

【实验结果】

编号	体重（g）	药物	胃全重（g）	胃净重（g）	推进距离（cm）	小肠全长（cm）	胃排空率（%）	小肠推进率（%）
1		水						
2		胃复安						

【注意事项】

（1）用于实验的小鼠胃内必须完全无内容物，可将小鼠置于底部网格稀疏的鼠笼内禁食，一般禁食时间为 18 小时。

（2）灌胃半固体糊后处死动物的时间需严格控制，否则影响结果。

【注释】

半固体糊的制备方法：将 16g 奶粉，8g 糖，10g 小鼠饲料粉（过 75 目筛）和 0.5g 伊文思蓝加至 250mL CMC（5%）中，充分搅拌混匀，制成 1g/mL 的蓝色半固体糊状物，4℃冰箱保存。实验时放置至室温。

【思考题】

若禁食不完全将如何影响实验结果？

八、药物的体外抗凝血作用

【实验目的】

观察比较枸橼酸钠、肝素、双香豆素的体外抗凝血作用。

【实验材料】

动物：家兔（供采血用）。

药物：4%枸橼酸钠溶液、4u/mL 肝素溶液、0.25%双香豆素混悬液、3%氯化钙溶液、生理盐水。

器材：试管、1mL 刻度吸管（或加样器）、注射器（5mL）、秒表、恒温水浴、小玻璃棒、棉球。

【实验方法】

（1）取试管 4 支，按下表编号，分别加入生理盐水、4%枸橼酸钠、4u/mL 肝素溶液、0.25%双香豆素混悬液各 0.1mL。

（2）家兔心脏穿刺取血约 4mL，迅速向每支试管中加入兔血 0.9mL，充分混匀后，放入 37℃±0.5℃恒温水浴中，启动秒表。

（3）每间隔 30 秒将试管轻轻倾斜，观察血液流动性，直到出现凝血为止（倾斜试管时血液开始不流动），记录时间。如果 2、3 号试管 15 分钟后仍不出现凝血，则再分别加入 3%氯化钙溶液 0.1mL，混匀，再次观察是否出现凝血，并记录时间。

【实验结果】

试管号	1	2	3	4
生理盐水	0.1 mL	–	–	–
4%枸橼酸钠	–	0.1 mL	–	–
4u/mL 肝素溶液	–	–	0.1 mL	–
0.25%双香豆素	–	–	–	0.1 mL
兔血	0.9 mL	0.9 mL	0.9 mL	0.9 mL
混匀，37℃±0.5℃水浴				
凝血时间（秒）				
3%氯化钙	–	0.1 mL	0.1 mL	
凝血时间（秒）				

【注意事项】

（1）试验用的试管应清洁干燥、管径均匀。

（2）动物取血后操作要迅速，从取血到试管放入恒温水浴的间隔时间不得超过 3 分钟。

【注释】

可用颈动脉取血代替心脏采血。

【思考题】

根据实验结果，讨论枸橼酸钠、肝素、双香豆素抗凝血作用的机理与应用。

第九章 激素类药物实验

一、糖皮质激素的解热作用

【实验目的】

观察地塞米松对大肠杆菌内毒素致热家兔的退热作用。

【实验材料】

动物：家兔。

药物：地塞米松注射液、细菌内毒素（来源于大肠杆菌）、灭菌生理盐水。

器材：婴儿秤、兔灌胃器、生理信号采集处理系统及温度换能器（或电子体温计）、注射器。

【实验方法】

（1）取家兔 3 只，称重，标号。

（2）将温度换能器探头埋置于家兔皮下，描记温度变化曲线，测动物基础体温，连续半小时以上，待体温平稳，计算平均温度，作为基础体温。或用电子体温计测量肛温 2 次，以平均值作为基础体温。

（3）造模及给药：2#、3#家兔耳缘静脉注射大肠杆菌内毒素 1mL/kg（250μg/mL）。1#家兔注射等容量灭菌生理盐水。造模后 3#家兔即刻耳缘静脉注射地塞米松注射液 1.5 mg/kg，1#、2#家兔给予等量的生理盐水。记录体温变化曲线。

（4）造模后 15、30、45、60、90、120、150、180 分钟测定体温（每个时间点测两分钟体温的平均值），并计算不同时间所测体温与基础体温之差作为体温变化值（ΔT）。汇总全班结果，进行统计分析。

【实验结果】

（1）造模后体温值

编号	体重（kg）	药物	给药量（mL）	基础体温（℃）	造模后体温值（℃）							
					15分钟	30分钟	45分钟	60分钟	90分钟	120分钟	150分钟	180分钟
1		生理盐水										
		生理盐水										
2		内毒素										
		生理盐水										
3		内毒素										
		地塞米松										

（2）造模后体温变化值

编号	药物	造模后体温增高值（℃）							
		15分钟	30分钟	45分钟	60分钟	90分钟	120分钟	150分钟	180分钟
1	生理盐水								
2	内毒素+生理盐水								
3	内毒素+地塞米松								

【注意事项】

温度换能器探头埋置于家兔皮下，应紧贴家兔身体，不要使探头翘起。注意保护探头。尽量使家兔保持安静，这样测得的体温才准确。用电子体温计测量肛温时可用液体石蜡润滑体温计的头端。

【注释】

发热反应大多是各种致热因子作用于机体，产生和释放内热原，并进一步影响体温调节中枢，使体温调定点提高，体温相应升高。因此，实验室常用有关的刺激因子激活产生内热原，制备动物发热模型。常用的刺激因子有内毒素、伤寒-副伤寒菌苗、啤酒酵母混悬液等。

【思考题】

地塞米松对体温有何影响，作用机理是什么？

二、糖皮质激素的抗炎作用

1. 糖皮质激素对毛细血管通透性的影响

【实验目的】

观察地塞米松对小鼠腹腔毛细血管通透性的影响，分析糖皮质激素类药物的抗炎作用环节。

【实验材料】

动物：小鼠。

药物：地塞米松混悬液（0.25mg/mL）、生理盐水、0.5%伊文思蓝溶液、0.6%冰醋酸溶液、苦味酸。

器材：台式天平、小鼠笼、注射器（0.25mL、1mL）、试管、722型分光光度计、离心机。

【实验方法】

（1）给药：取3只小鼠，称重、标号，1只灌胃给予0.25mg/mL的地塞米松混悬液 0.20mL/10g（相当于 5 mg/kg），另 2 只给予等容量生理盐水作为对照。

（2）致炎：60 分钟后，取灌胃地塞米松的小鼠和 1 只对照鼠分别腹腔注射 0.6%冰醋酸溶液，每只 0.3 mL，另 1 只对照鼠注射生理盐水。30 分钟后每只小鼠均尾静脉注射 0.5%伊文思蓝溶液 0.1mL/10g。

（3）取材：20 分钟后脱颈椎处死小鼠，剪开腹腔，用 2mL 生理盐水冲洗腹腔并收集冲洗液，反复 3 次，合并 3 次冲洗液后用生理盐水定容至 10mL。将冲洗液于 2000 转/分钟离心 15 分钟后，取上清液于 590nm 处比色，读取光密度（OD）值，经标准曲线计算样品中伊文思蓝含量。汇总全班结果，进行统计分析。

【实验结果】

编号	体重（g）	药物	给药量（mL）	OD	伊文思蓝含量（mg/mL）
1		生理盐水（灌胃）			
		生理盐水（腹腔注射）			
2		生理盐水（灌胃）			
		冰醋酸（腹腔注射）			
3		地塞米松（灌胃）			
		冰醋酸（腹腔注射）			

【注意事项】

冰醋酸和伊文思蓝的给药量要准确，注射伊文思蓝后处死动物的时间也要准确。

【注释】

（1）给小鼠腹腔注射冰醋酸溶液造成急性炎症毛细血管通透性增加模型，可观察药物对炎症早期毛细血管通透性增加的影响。

（2）伊文思蓝标准曲线制备：精密称取伊文思蓝，用生理盐水制成 0.05mg/mL 溶液，并稀释成下列浓度系列的标准溶液：2.5×10^{-2} mg/mL；1.25×10^{-2} mg/mL；6.25×10^{-3} mg/mL；3.125×10^{-3} mg/mL；1.5625×10^{-3} mg/mL；7.8125×10^{-4} mg/mL；3.90625×10^{-4} mg/mL。

标准曲线参考：$y=0.010552+76.9842x$。y：伊文思蓝浓度；x：OD 值。

【思考题】

根据实验结果分析糖皮质激素类药物抗炎作用。

2. 地塞米松对二甲苯致小鼠耳廓肿胀的影响

【实验目的】

学习小鼠耳廓肿胀的实验方法，并观察地塞米松的抗炎作用。

【实验材料】

动物：小鼠。

药物：地塞米松注射液（2mg/mL）、生理盐水、二甲苯、苦味酸。

器材：台式天平、分析天平、打孔器、注射器（1mL）、棉签。

【实验方法】

取小鼠6只，随机分2组，每组3只，称重、标号。分别腹腔注射生理盐水、地塞米松，给药量为0.2mL/10g。给药40分钟后，于小鼠右耳内面涂二甲苯，左耳不涂为正常耳。1小时后脱颈椎处死，用6.5mm打孔器冲下左耳和右耳同一部位的耳片，于分析天平上称重。计算肿胀度和肿胀率。汇总全班结果，进行统计分析。

$$耳肿胀度=右耳片重量-左耳片重量$$

$$耳肿胀率=\frac{右耳片重量-左耳片重量}{左耳片重量}\times100\%$$

【实验结果】

组别	编号	体重（g）	给药量（mL）	左耳片重（mg）	右耳片重（mg）	肿胀度（mg）	肿胀率（%）
生理盐水	1						
	2						
	3						
地塞米松	4						
	5						
	6						

【注意事项】

（1）每组小鼠给药、致肿、处死的时间间隔均应一致。

（2）打耳片时应尽量使左右耳的位置相同。

（3）打下的耳片应及时称重，以免风干后影响结果。

【注释】

实验宜选用雄性小鼠，以避免雌性小鼠动情期性激素的变化影响结果。

【思考题】

根据实验结果分析地塞米松的抗炎作用。

3. 地塞米松对角叉菜胶致大鼠足趾肿胀的影响

【实验目的】

学习用角叉菜胶引起大鼠足趾急性炎症的方法，观察地塞米松的抗炎作用。

【实验材料】

动物：大鼠。

药物：地塞米松注射液、1%角叉菜胶混悬液、生理盐水、苦味酸。

器材：台式天平、鼠笼、足容积测定装置、注射器（0.25mL、1mL）、大鼠灌胃针。

【实验方法】

取体重相近的大鼠4只，称重后标号。在大鼠右后肢踝关节处用记号笔标记，用肢体容积测定装置测量其容积（图9-1），作为大鼠右后足的正常容积（mL），也可用皮尺量取足跖部位的周长反应肿胀程度。然后分别腹腔注射给予以下药物：生理盐水，地塞米松，1mL/100g。20分钟后在每鼠右后肢足掌心向关节方向进针，皮内注射1%角叉菜胶0.1毫升/只。其后每30分钟分别测定鼠右后足跖的容积，分别计算足肿胀度和足肿胀率。汇总全班结果，进行统计分析。

足肿胀度=致炎后足容积-致炎前足容积

$$足肿胀率=\frac{致炎后足容积-致炎前足容积}{致炎前足容积}\times 100\%$$

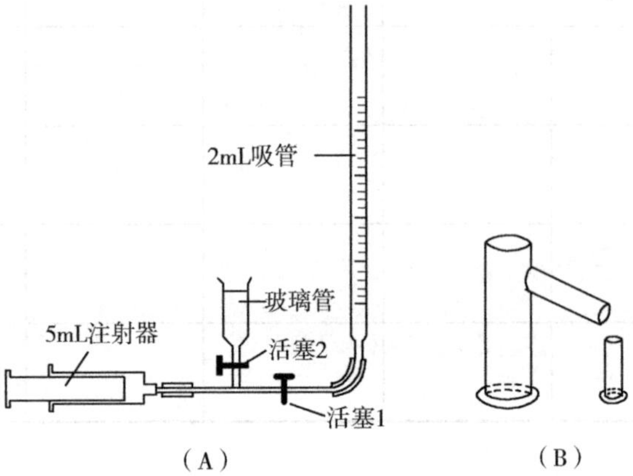

图9-1 两种大鼠肢体容积测定装置

【实验结果】

（1）足跖容积

编号	体重（g）	药物	给药量（mL）	右足跖容积（mL）				
				正常	致炎后			
					0.5小时	1小时	1.5小时	2小时
1		生理盐水						
2		生理盐水						

续表

编号	体重（g）	药物	给药量（mL）	右足跖容积（mL）				
				正常	致炎后			
					0.5 小时	1 小时	1.5 小时	2 小时
3		地塞米松						
4		地塞米松						

（2）肿胀度与肿胀率

指标	编号	致炎后			
		0.5 小时	1 小时	1.5 小时	2 小时
肿胀度（mL）	1				
	2				
	3				
	4				
肿胀率（%）	1				
	2				
	3				
	4				

【注意事项】

（1）测定足容积时可由专人操作，以减少误差。

（2）大鼠较凶猛，注射角叉菜胶时注意安全。

【注释】

（1）可在容积仪的液体中加入少量洗衣粉或其他表面活性剂，以减少表面张力。还可加入少许颜料（如蓝墨水），以便观察。

（2）除容积法外，也可测量踝关节的周长表示足跖肿胀程度，但与容积法相比误差较大。

【思考题】

地塞米松的抗炎作用机理如何？

第十章 中药药理实验

一、生附子、制附子和四逆汤对离体蛙心的作用

【实验目的】

观察温里药对离体蛙心的作用，比较单味药与复方、生品与炮制品作用的差异。

【实验材料】

动物：蛙或蟾蜍。

药物：任氏液、低钙任氏液、1g/mL 生附子水煎醇沉液、1g/mL 制附子水煎醇沉液、1g/mL四逆汤水煎醇沉液。

器材：蛙板、探针、手术剪、眼科剪、眼科镊、斯氏蛙心套管、蛙心夹、双凹夹、铁架台、丝线、注射器（1mL）、生理信号采集处理系统、张力换能器、烧杯、棉花、滴管、图钉。

【实验方法】

（1）离体蛙心制备：取蛙（或蟾蜍）1 只，探针由枕骨大孔处插入，损毁脑和脊髓，仰位固定于蛙板上，剪去胸部皮肤和胸骨，充分暴露心脏。剪开心包膜，在主动脉下穿线打一松结备用。在左主动脉靠心脏处剪一“V”形切口，将装有少量任氏液的蛙心套管插入主动脉，并通过主动脉球，转向左后方插入心室。将管内带血的任氏液吸出，换 2~3 次任氏液洗净余血，管内液面将随心室搏动而上下波动。扎紧松结，并固定在套管小钩上，剪断左右主动脉，轻提心脏，在静脉窦下方结扎其余血管（切勿将静脉窦扎住）剪断，使心脏离体。将蛙心套管固定在铁架台上，用蛙心夹夹住心尖，并通过换能器与生理信号采集处理系统相连，开动记录仪（图 8-2、图 8-3）。

（2）实验步骤与给药顺序：

①描记一段正常心脏收缩曲线，换入低钙任氏液，待作用明显后，加入 1g/mL 四逆汤水煎醇沉液 0.05mL（1 滴），逐滴增加，直至出现心律失常、传导阻滞，记录产生强心作用的有效量及中毒量。

②用任氏液换洗 2~3 次后，按①操作方法加入制附子水煎醇沉液进行观察。

③用任氏液换洗 2~3 次后，按①操作方法加入生附子水煎醇沉液进行观察。

【实验结果】

药物	有效量（mL）	中毒量（mL）
四逆汤		
制附子		
生附子		

【注意事项】

每记录完一个药物的作用后，如果心脏状态不佳，则需重新制作标本。

【注释】

附子经炮制后，毒性成分乌头碱水解为乌头原碱，毒性大减，而强心成分虽经煎煮、炮制而不被破坏，故呈明显的强心作用。四逆汤中含有附子、干姜、甘草，其毒性更低。

【思考题】

根据三种药物有效量与中毒量的不同，试分析温里药对心脏的作用及炮制、复方配伍对药效和毒性的影响。

二、生大黄、制大黄和大承气汤对小鼠排便时间和数量的影响

【实验目的】

观察生大黄、制大黄、大承气汤对小鼠排便时间、数量的影响。

【实验材料】

动物：小鼠。

药物：生大黄水煎液 1g/mL（含炭末 0.1g/mL）、制大黄水煎液 1g/mL（含炭末 0.1g/mL）、大承气汤水煎液 1g/mL（含炭末 0.1g/mL）、炭末生理盐水混悬液 0.1g/mL、苦味酸。

器材：小鼠灌胃针头、1mL 注射器、钟罩、滤纸、鼠笼、台秤、棉签、记时钟、镊子。

【实验方法】

取禁食 20~24 小时、体重相近的小鼠 4 只（腹泻者剔去），称重，标号，分别灌服上述 4 种炭末混悬液 0.3mL/10g，然后分别置于铺有滤纸的钟罩内进行观察，记录小鼠出现黑便时间、性状和数目，以及稀粪沾染肛门情况。连续观察 3 小时。汇总全班结果，进行统计分析。

【实验结果】

编号	药物	体重（g）	给药量（mL）	开始排黑便时间（分）	3小时内排黑便数（粒）	黑便性状
1	生理盐水					
2	生大黄					
3	制大黄					
4	大承气汤					

【注意事项】

（1）吸药液前，应将药液摇匀，以保证药量及炭末量准确。

（2）排黑便的记数和记时，以开始排出黑便为准。

（3）记数黑便时，应随时将小鼠排出的已记数的黑便清除，以免影响记数的准确性。

（4）实验小鼠在禁食与实验过程中应让其饮水，否则影响实验结果。

【注释】

（1）以黑色炭末为指示剂，以排黑便的时间、性状和数量为指标，可直接观察大黄的不同制剂和复方对肠道推进功能的影响。生大黄泻下通便作用强，可使肠蠕动加速，炭末推进快，排黑便时间短，次数多，成形差。制大黄因其致泻成分分解破坏，作用减弱，排黑便慢、少而成形。大承气汤所含芒硝软坚润燥，枳实、厚朴行气散结，可加速积滞的排泄。

（2）生大黄制剂的制备：取生大黄100g，砸成小块后，以水浸没。冷浸24小时后，过滤（三层纱布），40℃水浴浓缩至1g/mL。

（3）制大黄制剂的制备：取制大黄100g，加水煎沸1.5小时以上，过滤，药液水浴浓缩至1g/mL。

（4）大承气汤制剂的制备：取枳实30g，厚朴30g，加水煎沸30分钟后，加入大黄24g，再煎沸10~15分钟过滤，弃渣。滤液溶入芒硝18g，微沸，40℃水浴浓缩至102mL，即1g/mL。

【思考题】

为何不同制剂的大黄使小鼠排便时间和排便数不同？临床应用大黄致泻时应注意什么？

三、生大黄、制大黄及大黄、芒硝配伍对小鼠小肠运动的影响

【实验目的】

了解生大黄、制大黄对肠蠕动的影响以及大黄、芒硝配伍的药理意义。

【实验材料】

动物：小鼠。

药物：伊文思蓝水溶液（含伊文思蓝 0.1g/mL）、生大黄水煎液 1g/mL（含伊文思蓝 0.1g/mL）、制大黄水煎液 1g/mL（含伊文思蓝 0.1g/mL）、生大黄水煎液加芒硝（生大黄 1g/mL、芒硝 0.5g/mL、伊文思蓝 0.1g/mL）、苦味酸。

器材：手术剪、眼科镊、直尺、注射器、灌胃针头、天平、烧杯、搪瓷盘或蛙板。

【实验方法】

取禁食 20~24 小时、体重相近的 4 只小鼠，称重标记，分别灌胃给予上述 4 种伊文思蓝溶液 0.3mL/10g。给药 10 分钟后脱颈椎处死动物，打开腹腔分离肠系膜，剪取从幽门端至回盲部的肠管，置于托盘上。轻轻将小肠拉成直线，测量肠管长度作为“小肠总长度”。从幽门至伊文思蓝前沿的距离作为“伊文思蓝在肠内推进距离”。按照公式计算伊文思蓝推进百分率，汇总全班结果，进行统计分析。

$$伊文思蓝推进百分率=\frac{伊文思蓝推进距离}{小肠总长度}\times100\%$$

【实验结果】

编号	药物	体重（g）	给药量（mL）	伊文思蓝推进距离（cm）	小肠总长度（cm）	伊文思蓝推进百分率（%）
1	生理盐水					
2	生大黄					
3	制大黄					
4	大黄、芒硝配伍					

【注意事项】

开始给药至处死动物的时间必须准确，以免时间不同而造成实验误差。

【注释】

口服生大黄可刺激肠蠕动加速，有泻下作用，故对胃肠实热有“釜底抽薪”之功。大黄久煎或炮制之后，致泻成分分解，作用减弱。而芒硝在肠内不易被吸收，使肠内渗透压升高，大量水分保留在肠腔，机械性刺激肠壁而致泻。故生大黄与芒硝配伍有“增水行舟，润燥软坚”之功。

【思考题】

（1）大黄致泻的主要成分及作用机理是什么？

（2）大黄加芒硝为何致泻作用增强？有哪些主要方剂有大黄与芒硝配伍使用？

四、青皮对家兔离体肠管平滑肌的影响

【实验目的】

观察理气药对离体肠管平滑肌的影响。

【实验材料】

动物：家兔（或豚鼠、大鼠）。

药物：100%青皮水煎液、1%氯化乙酰胆碱、0.1%氯化钡、1%酚妥拉明、0.1%阿托品、台氏液等。

器材：超级恒温器、麦氏浴槽（或离体器官恒温浴槽）、生理信号采集处理系统、氧气袋、张力换能器、注射器等。

【实验方法】

（1）参照“药物的量-效关系曲线”实验的方法制备离体肠管并安装调试仪器。

（2）描记一段肠管正常活动曲线后，按下列顺序给药：

①青皮水煎液 0.1、0.2、0.3、0.4mL，观察作用后冲洗；

②乙酰胆碱 0.3mL，作用明显后加青皮水煎液 0.4mL，冲洗；

③阿托品 0.1mL，作用明显后加青皮水煎液 0.4mL，冲洗；

④阿托品 0.1mL、酚妥拉明 0.4 mL，作用明显后加青皮水煎液 0.4mL，冲洗；

⑤氯化钡 0.4mL，作用明显时加青皮水煎液 0.4mL。

【实验结果】

复制肠管活动曲线，分析青皮对肠管平滑肌的作用。

【注意事项】

同“药物的量-效关系曲线”实验。

【注释】

青皮有疏肝破气、消积化滞之功，对肠管平滑肌有明显解痉作用。

【思考题】

根据实验结果分析青皮解痉作用机理。

五、枳实对麻醉动物血压的影响

【实验目的】

观察枳实对麻醉动物血压的影响并分析其作用环节。

【实验材料】

动物：家兔。

药物：100%枳实水煎醇沉液、2.5%盐酸妥拉苏林溶液、5%枸橼酸钠溶液。

器材：同“传出神经系统药物对麻醉猫动脉血压的影响”实验。

【实验方法】

(1) 实验装置及手术方法同"传出神经系统药物对麻醉猫动脉血压的影响"实验。

(2) 给药：先描记一段正常血压曲线，然后按下列顺序经耳缘静脉注射给药。

①生理盐水 0.5mL/kg；

②100%枳实水煎醇沉液 0.4mL/kg；

③待作用明显后给予 2.5%盐酸妥拉苏林溶液 0.6mL/kg；

④5 分钟后给予 100%枳实水煎醇沉液 0.4mL/kg。

【实验结果】

描记血压曲线，观察不同药物对血压的影响。

药物	给药量（mL）	血压（mmHg）	
		给药前	给药后
生理盐水			
100%枳实水煎醇沉液			
2.5%盐酸妥拉苏林			
100%枳实水煎醇沉液			

【注意事项】

同"传出神经系统药物对麻醉猫动脉血压的影响"实验。

【注释】

枳实含有 N-甲基酪胺、对羟福林（新福林），可兴奋 α 和 β 受体，引起心脏兴奋、血管收缩，而升高血压。

【思考题】

(1) 妥拉苏林对枳实的升压作用有何影响，为什么？

(2) 枳实中具有升压作用的有效成分是什么？枳实水煎醇沉液口服给药是否仍有升压作用？为什么？

六、远志的祛痰作用

【实验目的】

学习利用小鼠酚红法来观察远志的祛痰作用。

【实验材料】

动物：小鼠。

药物：100%远志煎剂、0.6%酚红溶液、5%$NaHCO_3$ 溶液、苦味酸。

器材：注射器（1mL）、灌胃针、手术剪、眼科剪、眼科镊、气管冲洗针、试管、试管架、蛙板、台式天平。

【实验方法】

（1）取30g左右的小鼠6只（实验前禁食8~12小时），称重，标号。3只用自来水0.3mL/10g灌胃，另3只用同量的远志煎剂灌胃，同时每只小鼠颈背部皮下注射0.6%酚红溶液0.2mL/10g。

（2）1小时后脱颈椎处死小鼠，背位固定于蛙板上，然后沿颈部正中线剪开皮肤，长1.5~2cm，分离肌肉，暴露气管，于气管下穿一线备用，在环状软骨下将气管剪一小口，向心方向插入气管冲洗针，深约0.5cm，结扎固定。

（3）用1mL注射器取5%$NaHCO_3$溶液0.8mL反复冲洗气管3次，每次缓慢而不停顿地推入0.4~0.6mL再抽出，冲洗完毕后将洗出液放入一试管内，同上法重复2次，合并3次洗出液2.0~2.4mL，与标准酚红管进行目测比色，给药鼠的酚红浓度为对照鼠的2倍时认为有效，超过2.5倍时认为显效。

【实验结果】

编号	体重（g）	药物	给药量（mL）	灌洗液酚红浓度（μg/mL）
1		自来水		
2		自来水		
3		自来水		
4		远志		
5		远志		
6		远志		

【注意事项】

（1）解剖分离气管时，勿损伤甲状腺及周围的血管，以防止血液污染了气管洗液而影响比色结果。

（2）气管冲洗针插入气管时勿用力过大，以免刺破气管，针头也不应插入太深以免进入支气管。

（3）在用5%$NaHCO_3$溶液冲洗时，应缓慢，不要推入空气，每次尽可能把推入体内的液体都抽出来。

（4）比色用的试管内径及管壁的厚薄，应尽量与标准酚红比色管相一致。

【注释】

（1）酚红是一种小分子有机酸，吸收入血后不被机体所代谢，以原形从肾排泄，也可随气管分泌液经气管排泄。进入气管内的酚红量同气管分泌液的量成正比。小鼠酚红法就是利用酚红的这种特性来间接测定药物的祛痰作用。

（2）可将气管冲洗液离心后于分光光度计上比色（$\lambda=546nm$），然后由标准曲线上求出气管冲洗液中酚红浓度。

【思考题】

小鼠酚红法适用于筛选哪一类祛痰药?

附:酚红标准液的配制方法

(1)0.6%酚红溶液的配制:用分析天平准确称取酚红0.6g加入0.75%$NaHCO_3$溶液定容至100mL。

(2)标准酚红管的配制:取0.6%酚红溶液0.2mL,加5%$NaHCO_3$溶液至200mL得6μg/mL,再用5%$NaHCO_3$溶液依次稀释成5μg/mL、4μg/mL、3μg/mL、2μg/mL、1μg/mL、0.5μg/mL。每个比色管的毫升数相等,放入暗处保存。

七、冠心Ⅱ号对离体豚鼠心脏冠脉流量的影响

【实验目的】

学习离体心脏冠脉灌流的方法,观察冠心Ⅱ号方对离体豚鼠心脏冠脉流量的影响。

【实验材料】

动物:豚鼠。

药物:5%冠心Ⅱ号水煎醇沉液、克氏液。

器材:Langendorff灌流装置(或用心脏保温套管、灌流瓶、蛇形玻管等替代)、氧气袋、超级恒温器、主动脉套管、温度计、秒表、量筒、培养皿、手术剪刀、眼科剪刀、小镊子、稳压管、木榔头、线。

【实验方法】

(1)实验装置准备:整个实验装置包括充氧、恒压灌流、恒温三部分,具体见图10-1。调节超级恒温器中水温恒定在37℃±1℃,灌流瓶距离心脏的高度可根据心脏的大小适当调整,一般为70~90 cm。管道中充满克氏液,通氧20~60个气泡/分钟。

(2)离体心脏标本制备:取豚鼠1只,木榔头击其后脑致死,剪开胸壁,暴露心脏,剪破心包膜,轻轻提起心脏,依次将上腔静脉、下腔静脉、肺动脉剪断,最后在距离主动脉根部0.5cm处剪断主动脉(应在离心脏较远处剪断,以便插入套管),迅速取出心脏,放入预先准备好的充氧的4℃克氏液中,轻轻挤压心脏,排出余血。心脏停止跳动后,迅速剪开心包膜,剪除心脏周围组织,找出主动脉残端,用一根丝线穿过主动脉根部准备结扎用。

(3)灌流心脏:将主动脉套进灌流插管末端的主动脉套管上,用线扎紧。将心脏连同套管固定在离体心脏保温装置内,开始灌流。使克氏液由冠脉口灌注,流经心肌而入右心房,从腔静脉的断端流出。在心脏下置一量筒,以测定冠脉流量。

使心脏适应约10分钟,记录每分钟流出的灌流液的体积。待灌流量连续3分钟基本稳定后,以其平均值作为给药前的正常流量(此值以5~10mL/分钟为宜)。把灌流瓶中克氏液换成5%冠心Ⅱ号液,连续记录10分钟内每分钟的流量,观察比较用药前后灌流量的变化。并按下式计算流量增加百分率。流量增加30%以上时,可认为有扩张冠脉作用。

$$流量增加百分率=\frac{给药后流量-给药前流量均值}{给药前流量均值}\times 100\%$$

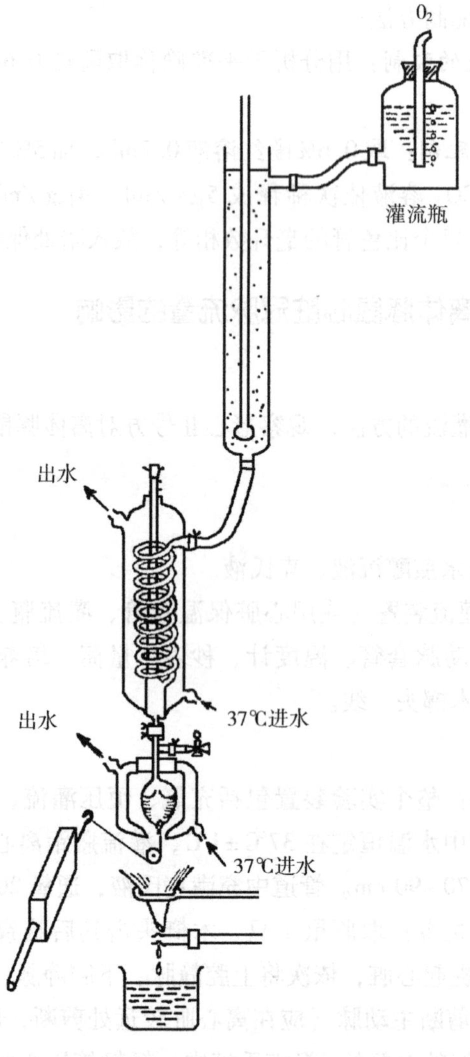

图 10-1 Langendorff 灌流装置

【实验结果】

项目	给药前				给药后									
	1	2	3	平均	1	2	3	4	5	6	7	8	9	10
流量（mL/分钟）														
增加率（%）	–	–	–	–										

【注意事项】

(1) 营养液和药液均需新鲜配制，且要调节药液 pH 接近中性（pH=7.2~7.4）。

(2) 制备离体心脏时，操作要迅速，取出心脏后应立即轻轻挤去血块。

(3) 主动脉应在离心脏较远处剪断，套管进入主动脉不宜过深，以免损伤主动脉瓣及阻塞冠状动脉开口。

【注释】

(1) 冠心Ⅱ号水煎醇沉液制备方法：丹参 30g，川芎 15g，红花 15g，赤芍 15g，降香 15g，加水浸泡半日，煎煮 2 次，每次 10 分钟，合并煎液，低温浓缩至略少于所需毫升数，加入一半量 75%酒精，搅拌后置于 4℃的冰箱内 24 小时，抽滤，滤液水浴浓缩至无醇味，配成 1∶1 溶液置冰箱备用。

(2) 心脏经过 37℃充氧的克液灌流后，在 1 分钟内可开始恢复跳动，但开始心率较慢，并可伴有心律不齐，随后可逐渐恢复正常，稳定在250~300次/分，可维持数小时。

【思考题】冠心Ⅱ号方对离体豚鼠心脏冠脉流量有何影响？讨论其与中医药理论的联系。

八、益母草煎剂对小鼠离体子宫的作用

【实验目的】

掌握离体子宫标本的制备方法，观察药物对离体子宫的作用。

【实验材料】

动物：25g 以上雌性未孕小鼠。

药物：100%益母草煎液、苯甲酸雌二醇注射液、德氏液。

器材：麦氏浴槽、超级恒温器、氧气袋、张力换能器、生理信号采集处理系统、手术剪刀、眼科剪、眼科镊、铁架及双凹夹、100mL 烧杯、注射器（1mL）、玻璃皿、细线。

【实验方法】

(1) 装好恒温麦氏浴槽装置，调节水浴温度到 38~39℃。

(2) 取 25g 以上雌性未孕小鼠 1 只，于实验前 24~48 小时腹腔注射苯甲酸雌二醇注射液 0.01 毫升/只（2mg/mL）。实验时，脱颈椎处死小鼠，剪开腹腔，找出两侧子宫，轻轻剥离，然后将两侧子宫合并以线结扎两端。一端悬挂于通气钩上，置于麦氏浴槽中（槽内预先装有 40mL 德氏液），另一端与换能器小钩相连，调节前负荷为 1g 左右，通空气或氧（1~2 个气泡/秒），参见图 5-1。稳定 10 分钟后，先记录正常曲线。待曲线稳定后，依次滴入 100%益母草 0.5mL、1mL、2mL、3mL、4mL、5mL。观察子宫收缩幅度、张力及频率变化。

【实验结果】

描记子宫收缩曲线，记录给药前后子宫收缩幅度、张力及频率。

指标	正常	给药后					
		0.5mL	1mL	2mL	3mL	4mL	5mL
收缩幅度							
张力							
频率							

【注意事项】

制备离体子宫标本时，避免用器械损伤子宫组织。

【注释】

益母草煎剂制备方法：取适量益母草浸泡后加水煎煮2次，每次20分钟，合并两次煎液，过滤，低温浓缩至100%浓度（每百毫升药液含益母草生药100g）。

【思考题】

联系中医药理论，解释益母草的作用。

九、延胡索乙素的镇痛作用

【实验目的】

学习小鼠热板法，观察延胡索乙素的镇痛作用。

【实验材料】

动物：雌性小鼠。

药物：0.3%延胡索乙素注射液、生理盐水、苦味酸。

器材：同“热板法比较吗啡与阿司匹林镇痛作用”实验。

【实验方法】

（1）动物筛选方法同“小鼠热板法观察阿司匹林镇痛作用”实验。

（2）取筛选合格的小鼠4只，随机分为2组，每组2只，分别腹腔注射生理盐水、延胡索乙素注射液0.1mL/10g。在给药后5、10、30、45及60分钟分别测定痛阈一次，并计算痛阈提高百分率，汇总全班结果，进行统计分析。

【实验结果】

（1）给药前后痛反应时间

编号	体重（g）	药物	给药量（mL）	痛阈（秒）							
				给药前			给药后（分钟）				
				第1次	第2次	平均	5	10	30	45	60
1		生理盐水									
2		生理盐水									
3		延胡索乙素									
4		延胡索乙素									

（2）给药后不同时间痛阈提高百分率

药物	给药后不同时间痛阈提高百分率（%）				
	5分钟	10分钟	30分钟	45分钟	60分钟
生理盐水					
生理盐水					
延胡索乙素					
延胡索乙素					

（3）以痛阈提高百分率作纵坐标，时间作横坐标，绘制镇痛作用时-效曲线。

【思考题】

延胡索乙素的镇痛作用有哪些特点?

十、秦艽对角叉菜胶致大鼠足跖肿胀的影响

【实验目的】

学习用角叉菜胶引起大鼠足跖急性炎症的方法，观察秦艽的抗炎作用。

【实验材料】

动物：大鼠。

药物：100%秦艽水煎醇沉液、0.5mg/mL地塞米松混悬液、1%角叉菜胶混悬液、生理盐水、苦味酸。

器材：台式天平、鼠笼、足容积测定装置、注射器（0.25mL、1mL）、大鼠灌胃针。

【实验方法】

取体重相近的大鼠3只，称重后标号。在大鼠右后肢踝关节处用记号笔标记，用皮尺测量足跖周长作为大鼠右后足的正常值。然后给3只大鼠分别灌胃以下药物：生理盐水、地塞米松、秦艽水煎醇沉液，1mL/100g。20分钟后在每鼠右后肢足掌心向关节方向进针，皮内注射1%角叉菜胶0.1毫升/只。其后每30分钟分别测定鼠右后足跖的周长，分别计算足肿胀度和足肿胀率。汇总全班结果，进行统计分析。

足肿胀度=致炎后足周长-致炎前足周长

$$足肿胀率=\frac{致炎后足周长-致炎前足周长}{致炎前足周长}\times 100\%$$

【实验结果】

(1) 足跖周长

编号	体重 (g)	药物	给药量 (mL)	右足跖周长 (mm)				
				正常	致炎后			
					0.5小时	1小时	1.5小时	2小时
1		生理盐水						
2		地塞米松						
3		秦艽						

(2) 肿胀度与肿胀率

组别	指标	致炎后			
		0.5小时	1小时	1.5小时	2小时
生理盐水	肿胀度 (mL)				
	肿胀率 (%)				
地塞米松	肿胀度 (mL)				
	肿胀率 (%)				
秦艽	肿胀度 (mL)				
	肿胀率 (%)				

【注意事项】

同“地塞米松对角叉菜胶致大鼠足跖肿胀的影响”实验。

【注释】

同"地塞米松对角叉菜胶致大鼠足跖肿胀的影响"实验。

【思考题】

比较秦艽和地塞米松的抗炎作用有何不同，产生作用差异的原因是什么？

十一、金钱草对家兔的利尿作用

【实验目的】

学习家兔导尿管法，观察金钱草对动物排出尿量的影响。

【实验材料】

动物：雄性家兔。

药物：金钱草、速尿、生理盐水。

器材：注射器（50mL）、开口器、兔手术台、导尿管、烧杯。

【实验方法】

取雄性家兔3只，背位固定于兔手术台上，取导尿管经尿道插入膀胱（7～10cm），并压迫下腹部，使膀胱内尿液排净。随后用开口器撬开家兔口腔，另取导尿管，从开口器中间孔插入胃内（约20cm），给水50mL（水负荷）。半小时后给药：金钱草1mL/kg（灌胃），速尿5mg/kg（腹腔注射），生理盐水1mL/kg（灌胃）。给药后每隔30分钟收集尿液一次，记录每30分钟的尿量，收集90分钟。汇总全班结果，进行统计分析。

【实验结果】

编号	药物	给药量（mL）	给药后不同时间尿量（mL/30分钟）		
			0～30分钟	30～60分钟	60～90分钟
1	金钱草				
2	速尿				
3	生理盐水				

【注意事项】

同"利尿药和脱水药对家兔尿量的影响"实验。

【注释】

金钱草是报春花科植物过路黄的干燥全草，属利湿退黄药，为清淋退黄排石之要药。速尿作用于髓袢升支粗段，利尿作用迅速、强大而短暂，半衰期为1小时左右。

【思考题】

根据实验结果分析金钱草的作用。

十二、青皮、香附对大鼠胆汁分泌的影响

【实验目的】

学习大鼠胆瘘制备方法；观察药物对大鼠胆汁分泌的影响。

【实验材料】

动物：雄性大鼠（约300g）。

药物：200%青皮水煎液、200%香附水煎液、100%去氧胆酸混悬液、生理盐水、25%乌拉坦、苦味酸。

器材：台式天平、大鼠固定板、胆汁引流管、注射器、手术剪、平镊、止血钳、小烧杯。

【实验方法】

取4只大鼠，实验前禁食不禁水12小时。实验时每鼠腹腔注射25%乌拉坦0.4mL/100g（1g/kg）麻醉，仰位固定，沿腹正中线切开约2cm，打开腹腔，找到胃幽门部，翻转十二指肠，在十二指肠降部肠系膜中找到白色有韧性的胆管，在其下穿两根线，结扎胆管乳头部，向肝脏方向做"V"形切口，插入胆汁引流管，即可见有淡黄色胆汁流出，结扎固定插管，用小烧杯收集胆汁。稳定20分钟后，先收集30分钟胆汁，然后分别经十二指肠给予生理盐水、青皮、香附、去氧胆酸，1mL/100g。给药后继续每隔30分钟收集胆汁一次，共3次，记录胆汁流量，计算给药后胆汁流量增加百分率。汇总全班结果，进行统计分析。

$$胆汁流量增加百分率=\frac{给药后胆汁流量-给药前胆汁流量}{给药前胆汁流量}\times 100\%$$

【实验结果】

（1）给药前后胆汁流量

编号	体重（g）	药物	给药量（mL）	给药前胆汁流量（mL）	给药后胆汁流量（mL）		
					30分钟	60分钟	90分钟
1		生理盐水					
2		青皮					
3		香附					
4		去氧胆酸					

（2）给药后胆汁流量变化率

编号	药物	给药后胆汁流量变化率（%）		
		30 分钟	60 分钟	90 分钟
1	生理盐水			
2	青皮			
3	香附			
4	去氧胆酸			

【注意事项】

（1）切开皮肤及腹膜时若出血较多，应先止血。

（2）胆管切口时注意勿将胆管切断，插管后应保持引流管通畅，勿弯曲阻塞。

【注释】

胆汁由肝细胞分泌后储存于胆囊中，经胆总管流入十二指肠。胆汁是一种重要的消化液，含有多种化学成分，主要有胆酸、胆固醇及胆红素等。胆汁的分泌排泄与消化功能以及黄疸的形成有密切关系。大鼠为无胆囊动物，采用大鼠胆管插管法制备胆瘘，可以动态观察药物对肝胆汁分泌的影响。

【思考题】

根据实验结果，分析中药的理气作用和利湿退黄作用。

十三、人参对小鼠常压耐缺氧能力的影响

【实验目的】

学习小鼠常压耐缺氧的实验方法，观察人参对机体常压耐缺氧能力的影响。

【实验材料】

动物：小鼠。

药物：人参水煎液 0.1g/mL、钠石灰（或等量氢氧化钠和碳酸钙）、生理盐水、凡士林、苦味酸。

器材：200mL 磨口广口瓶、注射器（1mL）、秒表。

【实验方法】

取小鼠 4 只，分别称重、标号。2 只小鼠腹腔注射人参水煎液 0.3mL/10g（相当于 3g/kg），另 2 只小鼠腹腔注射等量生理盐水。30 分钟后将小鼠放入盛有 10g 钠石灰的广口瓶内（每瓶放 1 只小鼠），用凡士林涂抹瓶口盖严，使之不漏气，立即计时。以呼吸停止为指标，观察小鼠死亡的时间。汇总全班结果，进行统计分析。

【实验结果】

编号	体重 (g)	药物	给药量 (mL)	耐缺氧时间		
				开始时间	死亡时间	存活时间 (分钟)
1		生理盐水				
2		生理盐水				
3		人参				
4		人参				

【注意事项】

(1) 每瓶内最好只放 1 只小鼠，以防互相扰动影响耐缺氧时间测定。

(2) 瓶盖一定要密闭封严，以防漏气。

(3) 广口瓶容积可选用 150~200mL。

(4) 具有镇静作用的药物也能延长缺氧的存活时间。

【注释】

缺氧对机体是一种恶性刺激，影响机体各种代谢，特别是影响机体的氧化供能，最终会导致机体的心、脑等重要器官供氧不足而死亡。人参可提高机体的血氧利用率，降低机体耗氧量。同时人参可扩张血管（特别是冠脉和软脑膜血管），改善微循环，增加供血供氧量，从而改善机体的缺氧状态，显示人参大补元气、益气生血之功效。

【思考题】

人参为何能延长小鼠在常压缺氧条件下的存活时间？

十四、云南白药对小鼠出、凝血时间的影响

【实验目的】

学习出、凝血时间的测定方法，观察云南白药的止血作用。

【实验材料】

动物：小鼠。

药物：云南白药、生理盐水。

器材：恒温水浴、载玻片、手术剪、小鼠固定器。

【实验方法】

取禁食 12 小时体重相近的 4 只小鼠，随机分为对照组和云南白药组，每组 2 只。给药组小鼠灌胃云南白药混悬液 5g/kg 体重，对照组给予等量饮用水（0. 2mL/10g 体

重）。给药1小时后，用小鼠固定器固定，剪除小鼠尾尖5mm，带血液自行溢出，取一滴血滴于干净的载玻片上，立即计时，并每隔15秒用大头针轻轻挑动一次，以出现血丝时间为凝血时间。迅速将小鼠尾部浸于盛满37℃恒温生理盐水的玻璃试管中，观察出血情况，并开始计时，自剪短尾尖至出血终止即为出血时间。实验结束后汇总全班结果，进行统计分析。

【实验结果】

编号	体重	药物	给药量（mL）	出血时间（秒）	凝血时间（秒）
1		云南白药			
2		云南白药			
3		饮用水			
4		饮用水			

【注意事项】

（1）固定小鼠应使小鼠尾部防松，避免压迫血管，影响血流。

（2）生理盐水、云南白药溶液应保持37℃。

【注释】

云南白药对跌打损伤、创伤出血有很好的疗效。云南白药由三七、蒲黄、白及等组成，具有化瘀止血、活血止痛、解毒消肿之功效。

十五、急支糖浆的镇咳作用

【实验目的】

学习二氧化硫引咳法，观察急支糖浆的镇咳作用。

【实验材料】

动物：小鼠。

药物：急支糖浆、亚硫酸钠、浓硫酸、苦味酸。

器材：带塞小钟罩、球胆、胶管、抽滤瓶、分液漏斗、注射器（1mL、10mL）、秒表、台式天平、鼠笼。

【实验方法】

（1）二氧化硫（SO_2）的制备：称取40g亚硫酸钠放入抽滤瓶中，用胶管将抽滤瓶的抽气口与球胆相连，分液漏斗内装浓硫酸50mL，并慢慢滴入抽滤瓶中（通过带孔胶塞相连），立即有SO_2产生，并通过胶管储于球胆中。

（2）取小白鼠6只，称重，标记，观察其呼吸及正常活动情况后，3只鼠灌胃给予急支糖浆4.5mL/kg，另3只灌胃给予同容量的饮用水作对照，给药后30分钟，分别放入玻璃钟罩内，从球胆中抽取10mL SO_2注入钟罩，刺激1分钟30秒，取出动物记录各鼠咳嗽的潜伏期及取出钟罩后3、5、10、15分钟时各鼠每分钟咳嗽次数。实验结束后汇总全班结果，进行统计分析。

【实验结果】

编号	体重	药物	给药量（mL）	潜伏期（秒）	咳嗽次数（次/分钟）			
					3分钟	5分钟	10分钟	15分钟
1		饮用水						
2		饮用水						
3		饮用水						
4		急支糖浆						
5		急支糖浆						
6		急支糖浆						

【注意事项】

（1）SO_2的量及刺激时间要准确。

（2）刺激后应将钟罩打开，以除去钟罩内的残留SO_2。

（3）小鼠的咳嗽表现以张大嘴，收腹肌为准，有时会有咳声，须仔细观察。

【注释】

急支糖浆主要由鱼腥草、金荞麦、四季青、麻黄、紫菀、前胡、枳壳组成，具有清热化痰、宣肺止咳之功效，主治外感风热所致的咳嗽。

十六、人参对小鼠游泳时间的影响

【实验目的】

学习小鼠负重游泳法，观察人参的抗疲劳作用。

【实验材料】

动物：小鼠。

药物：人参水煎液（1g/mL）、苦味酸。

器材：鼠盒。

【实验方法】

取小白鼠6只，称重，标记，3只鼠灌胃给予人参水煎液0.2mL/10g，另3只灌胃给予同容量的饮用水作对照，给药后60分钟，在小鼠尾根处配上10%体重的重物，放入鼠盒中游泳（水深20cm，水温保持在25℃±1℃），并开始计时，直至小鼠头部沉入水中10秒不能浮出水面为止，即小鼠游泳时间。实验结束后汇总全班结果，进行统计分析。

【实验结果】

编号	体重	配重（g）	药物	给药量（mL）	游泳时间（秒）
1			饮用水		
2			饮用水		
3			饮用水		
4			人参		
5			人参		
6			人参		

【注意事项】

（1）小鼠游泳时不能互相干扰，最好单只游泳。

（2）水温对小鼠游泳时间影响较大，应尽量保持一致。

（3）配重应牢固固定在小鼠尾根处，避免脱落。

十七、中药（新药）主要药效学研究示例

新药的研究包括药学研究、主要药效学研究、一般药理学研究、毒性研究和制剂安全性研究等多个方面的内容。其中主要药效学研究需根据被试药物的功能主治进行相关药理学试验，以证明其有关作用及疗效。

清开灵注射液由北京中医药大学研制，药物组成包括胆酸、珍珠母、栀子、板蓝根、金银花、黄芩苷等，功能清热解毒、镇静安神。用于外感风热时毒，火毒内盛所致高热不退，烦躁不安，咽喉肿痛，舌质红绛，苔黄，脉数。西医上呼吸道感染、病毒性感冒、急性化脓性扁桃体炎、急性咽炎、急性气管炎、高热等病证属上述证候者皆可使用。根据清开灵的功能主治特点进行如下实验研究。

（一）清开灵注射液对中枢神经系统功能的影响

1. 清开灵注射液对小鼠自发活动的影响

【实验目的】

观察清开灵注射液对自发活动的影响。

【实验材料】

动物：小鼠。

药物：清开灵注射液、生理盐水、苦味酸。

器材：台式天平、小动物自主活动仪、注射器（1mL）、小鼠笼。

【实验方法】

取2只体重接近且比较活跃的小鼠，分别放入自主活动仪内适应5分钟，随后记录后2分钟内的正常活动次数。然后将动物取出称重，分别腹腔注射清开灵注射液和生理盐水，0.3mL/10g。于给药后5、10、20、30及60分钟时记录动物活动情况（每次记录2分钟），比较给药前后小鼠自发活动有何改变。

【实验结果】

编号	体重（g）	药物	给药量（mL）	自发活动次数（次/2分钟）					
				给药前	给药后				
					5分钟	10分钟	20分钟	30分钟	60分钟
1		生理盐水							
2		清开灵							

【注意事项】

应挑选2只活跃的小鼠，给药后避免经常触动动物引起兴奋而影响实验结果。

【思考题】

根据实验结果初步分析清开灵对中枢神经系统的影响。

2. 清开灵注射液与戊巴比妥钠的协同作用

【实验目的】

观察清开灵注射液与戊巴比妥钠的协同作用。

【实验材料】

动物：小鼠。

药物：清开灵注射液、0.3%戊巴比妥钠溶液、生理盐水、苦味酸。

器材：台式天平、小鼠笼、注射器（1mL）。

【实验方法】

取小鼠2只，称重标号，1只腹腔注射生理盐水0.3mL/10g，另1只腹腔注射清开灵注射液0.3mL/10g，15分钟后分别腹腔注射阈下催眠量的0.3%戊巴比妥钠0.1mL/10g（约30mg/kg），以翻正反射为指标，观察动物是否出现睡眠。

【实验结果】

编号	体重（g）	药物	给药量（mL）	给药时间	翻正反射		睡眠时间
					消失时间	重现时间	
1		生理盐水					
		戊巴比妥钠					
2		清开灵					
		戊巴比妥钠					

【注意事项】

动物翻正反射消失则认为出现了睡眠，在翻动时动作要轻。

【注释】

戊巴比妥钠为巴比妥类镇静催眠药，可根据被试药物是否与之产生协同作用来判断被试药物对中枢神经系统的影响。

【思考题】

根据实验结果分析清开灵注射液对中枢神经系统的影响。

3. 清开灵注射液抗中枢兴奋药的作用

【实验目的】

观察清开灵注射液对中枢兴奋药戊四氮的拮抗作用。

【实验材料】

动物：小鼠。

药物：清开灵注射液、0.5%戊巴比妥钠溶液、1%戊四氮溶液、生理盐水、苦味酸。

器材：台式天平、小鼠笼、注射器（1mL）。

【实验方法】

取小鼠3只，称重标号。第1只腹腔注射0.5%戊巴比妥钠溶液0.1mL/10g（50mg/kg）；第2只腹腔注射清开灵注射液0.3mL/10g；第3只腹腔注射生理盐水0.3mL/10g。10分钟后，每只小鼠均腹腔注射1%戊四氮溶液0.15mL/10g（150mg/kg），比较各小鼠发生惊厥的情况，记录是否发生惊厥、惊厥程度、有无死亡等。

【实验结果】

编号	体重（g）	药物	给药量（mL）	给药时间	惊厥潜伏期	死亡潜伏期
1		戊巴比妥钠				
		戊四氮				
2		清开灵				
		戊四氮				
3		生理盐水				
		戊四氮				

【注意事项】

尽量选用体重接近的动物用于实验。

【注释】

戊四氮为中枢兴奋药，可引起动物惊厥、死亡，常作为工具药用于中枢抑制药筛选实验，其他用于筛选实验的工具药如士的宁、戊四唑等。不同药物的中枢兴奋部位不同，可根据被试药物对不同中枢兴奋药的拮抗作用，分析其作用部位和原理。

【思考题】

根据实验结果分析清开灵注射液对中枢神经系统的作用。

（二） 清开灵注射液的抗炎作用

1. 清开灵注射液对角叉菜胶致大鼠足跖肿胀的影响

【实验目的】

学习用角叉菜胶引起大鼠足跖急性炎症的方法，观察清开灵的抗炎作用。

【实验材料】

动物：大鼠。

药物：清开灵注射液、地塞米松注射液、1%角叉菜胶溶液、生理盐水、苦味酸。

器材：台式天平、鼠笼、足跖容积测定装置、注射器（0.25mL、5mL）。

【实验方法】

方法：同“地塞米松对角叉菜胶致大鼠足跖肿胀的影响”实验。

给药：取3只大鼠分别腹腔注射以下药物：生理盐水、地塞米松、清开灵注射液，1 mL/100g。20分钟后右后肢足掌心皮内注射1%角叉菜胶0.1毫升/只致炎。其后每30分钟分别测定鼠右后足跖的容积，分别计算足肿胀度和足肿胀率。

【实验结果】

（1）足跖容积

编号	体重（g）	药物	给药量（mL）	右足跖容积（mL）				
				正常	致炎后			
					0.5小时	1小时	1.5小时	2小时
1		生理盐水						
2		地塞米松						
3		清开灵						

（2）肿胀度与肿胀率

组别	指标	致炎后			
		0.5小时	1小时	1.5小时	2小时
生理盐水	肿胀度（mL）				
	肿胀率（%）				

续表

组别	指标	致炎后			
		0.5 小时	1 小时	1.5 小时	2 小时
地塞米松	肿胀度（mL）				
	肿胀率（%）				
清开灵	肿胀度（mL）				
	肿胀率（%）				

【注意事项】

同"地塞米松对角叉菜胶致大鼠足跖肿胀的影响"实验。

【注释】

同"地塞米松对角叉菜胶致大鼠足跖肿胀的影响"实验。

【思考题】

实验中设置地塞米松组的目的是什么？根据实验结果分析清开灵注射液的作用。

2. 清开灵对二甲苯致小鼠耳廓肿胀的影响

【实验目的】

学习小鼠耳廓肿胀的实验方法，并观察清开灵的抗炎作用。

【实验材料】

动物：小鼠。

药物：清开灵注射液、地塞米松注射液、生理盐水、二甲苯、苦味酸。

器材：台式天平、分析天平、打孔器、注射器（1 mL）。

【实验方法】

取小鼠 6 只，随机分 3 组，每组 2 只，称重、标号。分别腹腔注射生理盐水、地塞米松、清开灵，给药量为每只 0.3mL。给药 30 分钟后，于小鼠右耳内面涂二甲苯，左耳不涂为正常耳。1 小时后脱颈椎处死，用 6.5mm 打孔器冲下左耳和右耳同一部位的耳片，于分析天平上称重。计算肿胀度和肿胀率。

肿胀度 = 右耳片重量 - 左耳片重量

$$肿胀率=\frac{右耳片重量-左耳片重量}{左耳片重量}\times 100\%$$

【实验结果】

编号	体重（g）	药物	给药量（mL）	左耳片重（mg）	右耳片重（mg）	肿胀度（mg）	肿胀率（%）
1		生理盐水					
2		生理盐水					
3		地塞米松					
4		地塞米松					
5		清开灵					
6		清开灵					

【注意事项】

同“地塞米松对二甲苯致小鼠耳廓肿胀的影响”实验。

【注释】

同“地塞米松对二甲苯致小鼠耳廓肿胀的影响”实验。

【思考题】

根据实验结果分析清开灵注射液的抗炎作用。

（三）清开灵注射液的解热作用

【实验目的】

观察清开灵注射液对大肠杆菌内毒素致热家兔的退热作用。

【实验材料】

动物：家兔。

药物：清开灵注射液、地塞米松注射液、细菌内毒素（来源于大肠杆菌）、灭菌生理盐水。

器材：生理信号采集处理系统、温度换能器或电子体温计。

【实验方法】

（1）取家兔4只，称重，标号。

（2）将温度换能器探头埋置于家兔皮下，描记温度变化曲线，测动物基础体温，连续半小时以上，待体温平稳，计算平均温度，作为基础体温。或用电子体温计测量肛温2次，以平均值作为基础体温。

（3）造模及给药：1[#]家兔耳缘静脉注射灭菌生理盐水 1mL/kg（250μg/mL）。其余注射大肠杆菌内毒素 1mL/kg（250μg/mL）。造模后 3[#]、4[#]家兔分别即刻耳缘静脉注射清开灵注射液、地塞米松注射液 5mL/kg，1[#]、2[#]家兔给予等容量的生理盐水。

（4）造模后 15、30、45、60、90、120、150、180 分钟测定体温（每个时间点测两分钟体温的平均值），以不同时间所测体温与基础体温之差作为体温变化值（ΔT）为指标，将各组结果分别进行比较。

【实验结果】

（1）造模后体温值

编号	体重（kg）	药物	给药量（mL）	基础体温（℃）	造模后体温值（℃）							
					15分钟	30分钟	45分钟	60分钟	90分钟	120分钟	150分钟	180分钟
1		对照										
2		模型										
3		清开灵										
4		地塞米松										

（2）造模后体温增高值

编号	药物	造模后体温增高值（℃）							
		15分钟	30分钟	45分钟	60分钟	90分钟	120分钟	150分钟	180分钟
1	对照								
2	模型								
3	清开灵								
4	地塞米松								

【注意事项】

同“糖皮质激素的解热作用”实验。

【注释】

同“糖皮质激素的解热作用”实验。

【思考题】

根据实验结果分析清开灵的解热作用。

（四） 清开灵注射液的利胆作用

【实验目的】

观察清开灵注射液对大鼠胆汁分泌的影响。

【实验材料】

动物：雄性大鼠（约 300g）。

药物：清开灵注射液、生理盐水、25%乌拉坦溶液。

器材：同“青皮、香附对大鼠胆汁分泌的影响”实验。

【实验方法】

（1）动物麻醉及插管：取 4 只大鼠，按“青皮、香附对大鼠胆汁分泌的影响”的实验方法进行麻醉和胆管插管。

（2）给药：插管稳定 20 分钟后，先收集 30 分钟胆汁，然后分别经十二指肠给予生理盐水和清开灵注射液，1mL/100g。给药后继续每隔 30 分钟收集胆汁一次，共 3 次，记录胆汁流量，计算给药后胆汁流量变化百分率。

【实验结果】

（1）胆汁流量

编号	体重（g）	药物	给药量（mL）	给药前胆汁流量（mL）	给药后胆汁流量（mL）		
					30 分钟	60 分钟	90 分钟
1		生理盐水					
2		生理盐水					
3		清开灵					
4		清开灵					

（2）给药后胆汁流量变化率

编号	药物	给药后胆汁流量变化率（%）		
		30 分钟	60 分钟	90 分钟
1	生理盐水			
2	生理盐水			

续表

编号	药物	给药后胆汁流量变化率（%）		
		30分钟	60分钟	90分钟
3	清开灵			
4	清开灵			

【注意事项】

同“青皮、香附对大鼠胆汁分泌的影响”实验。

【注释】

同“青皮、香附对大鼠胆汁分泌的影响”实验。

【思考题】

根据实验结果分析清开灵的利胆作用。

第十一章 药物的安全性实验

药物安全性实验包括毒性实验、刺激性实验、热原检查等。

药物毒性实验的目的在于揭示某一药物的毒性及其发展过程，药物毒性实验的方法按照给药时间的长短和观察方法的不同，通常分为急性毒性试验、亚急性毒性试验、慢性毒性试验以及特殊毒性试验。

急性毒性试验：即在一次给予较大剂量的药物后，观察动物的中毒症状，求出半数致死量（通常以 LD_{50} 来表示），并初步估计其致死原因。动物多用小鼠，对于打算推荐给临床的药物，除用小鼠之外，还需用犬或猴等非啮齿类动物进行试验，以观察中毒症状和探索其可以耐受的剂量。

亚急性和慢性毒性试验：亚急性和慢性毒性试验是观察连续给药后动物出现的毒性反应，其区别在于给药期限不同。亚急性毒性试验一般需用药半个月至3个月；慢性毒性试验一般需用药数月至1~2年，需根据具体情况决定试验周期的长短。如治疗急性病或临床只用几次的药物，进行2~4周的亚急性毒性试验即可，而对于避孕药至少要做3年以上的观察。亚急性和慢性毒性试验中使用的动物也需要两种以上，并应包括雌雄两性。药物的剂量可参考急性毒性试验和药效学试验结果确定，并分为大、中、小三个剂量，其中大剂量达到使个别动物中毒死亡，小剂量接近于治疗量。此外应设对照组。

亚急性和慢性毒性试验中的观察项目通常包括：

（1）动物的一般情况：如食量、体重变化、毛色及活动程度等。

（2）血象：如红细胞计数、白细胞计数及其分类计数、血红蛋白含量测定等。体内的红细胞更新最快，故药物的毒性最容易在这方面反映出来。

（3）心血管功能：如血压和心电图变化等。

（4）肝、肾功能。

（5）病理形态学检查：宜分阶段将动物处死，根据不同需要对脑、心、肺、肝、肾、肾上腺等重要脏器进行形态学检查。

特殊毒性试验：主要包括药物的致癌性、致畸性、致突变性、依赖性和生殖系统毒性等几种毒性试验。常于被试新药的一般毒性试验已完成，即将过渡于临床之际进行。

一、药物的急性毒性实验——箭毒 LD_{50} 和 ED_{50} 的测定

【实验目的】

通过实验了解测定药物 LD_{50}（ED_{50}）的方法、步骤和计算过程。

【实验材料】

动物：小鼠（雌雄均可，应注明性别）。

药物：0.004%箭毒溶液、0.001%箭毒溶液、苦味酸。

器材：台式天平、小鼠笼、注射器（1mL）、铁架台、攀网（铁丝网）。

【实验方法】

（1）预试验：取小鼠9只，分成3个剂量组，各组之间的剂量比一般为3：1，将预试剂量分别腹腔注射0.2mL/10g（测 LD_{50} 用0.004%箭毒溶液，测 ED_{50} 用0.001%箭毒溶液），观察出现的症状，并记录30分钟内动物的死亡数（ED_{50} 则记录30分钟坠网3次的鼠数），找出引起0%及100%死亡（肌松）的最小剂量范围。

参考剂量范围：LD_{50}：0.327~0.8mg/kg；ED_{50}：0.0655~0.2mg/kg。

（2）正式试验：在预试所得到的0%和100%反应率的剂量范围内，按1：0.8等比级数关系设5个剂量组。根据随机取样的原则，将动物分组，每剂量组为10只动物，分别腹腔注射不同浓度的箭毒溶液，观察出现的症状并记录30分钟内动物的死亡数（ED_{50} 则记录30分钟内坠网3次的鼠数）。

【实验结果】

汇总全班结果填入下表，用DAS软件计算箭毒的 LD_{50} 和 ED_{50}，95%平均可信限，并计算治疗指数。

（1）LD_{50} 测定结果

组别	剂量（mg/kg）	死亡率（%）
1	0.80	
2	0.64	
3	0.512	
4	0.409	
5	0.328	

（2）ED_{50} 测定结果

组别	剂量（mg/kg）	坠网率（%）
1	0.20	
2	0.16	
3	0.128	
4	0.102	
5	0.082	

【注意事项】

（1）各组动物的体重、性别应相差不多。

（2）为了减少给药时造成的误差，应先将药液稀释成不同浓度，以相同的给药容量分别腹腔注射。

（3）测定 ED_{50}时，可将动物分散置于攀网的两侧，以避免动物因拥挤坠网造成假阳性而影响结果。

【注释】

（1）正式试验时根据预试验确定的剂量范围按等比级数分为 3~5 个剂量组，组间剂量比一般为 1∶0.6~1∶0.8，最高不宜超过 1∶0.85。并尽可能使一半组的反应率在 50%以上，一半组的反应率在 50%以下。

（2）各实验室可根据具体情况采用其他药物代替箭毒，如巴比妥钠、敌百虫、士的宁、普鲁卡因等。

（3）没有 DAS 软件的实验室可按简化几率单位法或寇氏法来计算结果。计算公式见附注。

【思考题】

（1）LD_{50}的大小与药物毒性的关系如何？

（2）计算箭毒的 LD_{50}、ED_{50}及治疗指数。

附注：

（1）简化几率单位法：简化几率单位法的计算公式如下，根据规定，出现了反应率为 0%或 100%的剂量组时在选择计算公式时应去除。

①LD_{50}计算公式

用两个剂量组时：

$$\lg LD_K=\frac{i\ (y_k-y_1)}{y_2-y_1}+x_1$$

用三个剂量组时：

$$\lg LD_K=\frac{2i\ (y_k-\bar{y})}{y_3-y_1}+x_2$$

用四个剂量组时：

$$\lg LD_K=\frac{10i\ (y_k-\bar{y})}{3\ (y_4-y_1)\ +\ (y_3-y_2)}+\frac{3}{2}i+x_1$$

用五个剂量组时：

$$\lg LD_K=\frac{10i\ (y_k-\bar{y})}{2\ (y_5-y_1)\ +\ (y_4-y_2)}+x_3$$

式中：x_1、x_2 为剂量的对数（从小剂量到大剂量）；y_1、y_2 为各剂量组的动物反应率所相应的几率单位；$\bar{y}$为各几率单位的平均值；i 为相邻剂量比值的对数；y_k 为 LD_k 所相应的几率单位。

②实验误差估计：常用可信限来表示，一般对 LD_{50} 的可信限要求是 95%（$p=0.95$）。

LD_{50}的 95%平均可信限=$LD_{50}\pm4.5\ Sx_{50}\times LD_{50}$，其中 Sx_{50}是实验数据的标准误，计算公式如下：

用两个剂量组时：

$$S_{Xk}=\frac{i}{(y_2-y_1)^2}\sqrt{\frac{4(y_k-y_1)^2+(y_2-y_1)^2}{\sum w}}$$

用三个剂量组时：

$$S_{Xk}=\frac{2i}{(y_3-y_1)^2}\sqrt{\frac{6(y_k-\bar{y})^2+(y_3-y_1)^2}{\sum w}}$$

用四个剂量组时：

$$S_{Xk}=\frac{5i}{[3(y_4-y_1)+(y_3-y_2)]^2}\sqrt{\frac{80(y_k-\bar{y})^2+[3(y_4-y_1)^2+(y_3-y_2)]^2}{\sum w}}$$

用五个剂量组时：

$$S_{Xk}=\frac{10i}{[2(y_5-y_1)+(y_4-y_2)]^2}\sqrt{\frac{50(y_k-\bar{y})^2+[2(y_5-y_1)+(y_4-y_2)]^2}{\sum w}}$$

式中：w(权重)=$n\times W_c$；n 为各组动物数；W_c 为权重系数，查表可得。

（2）寇氏计算法：寇氏法是以最低剂量组的反应率接近 0%，最高反应组的反应率接近 100%为条件的，这一点在计算及实验设计中都应考虑到（其余同简化几率法）。

①计算公式：

$$\lg LD_{50}=X_k-0.5i\sum(p_1+p_2)$$

式中：X_k 为最大剂量的对数值；i 为相邻剂量比值的对数；$\sum(p_1+p_2)$表示各相邻剂量组反应率之和，以小数表示。

②实验误差估计：

$$Sx_{50}=i\sqrt{\sum\frac{p+p^2}{n}}$$

式中 n 为每个剂量组的动物数，若各组动物数不等，则不能用此公式。

LD_{50}的 95%平均可信限=$LD_{50}\pm4.5Sx_{50}\times LD_{50}$

（3）例题：某新药给小鼠静脉注射，观察 7 日后小鼠的死亡率，具体数据如下所列，计算该新药的 LD_{50}。

剂量（mg/kg）	对数剂量（x）	动物数（n）	死亡率（p）	几率单位（y）	权重（w）
1.372	0.1374	10	10%	3.72	3.43
1.960	0.2923	10	50%	5.00	6.39
2.800	0.4474	10	70%	5.52	5.76

续表

剂量（mg/kg）	对数剂量（x）	动物数（n）	死亡率（p）	几率单位（y）	权重（w）
3.990	0.6010	10	70%	5.52	5.76
5.720	0.7559	10	90%	6.28	3.43

$N=5$　　$\Sigma y=26.04$　　$\Sigma w=24.77$

①简化几率单位法计算：

$$i=\lg\frac{1.960}{1.372}=0.1549 \qquad \bar{y}=\frac{\Sigma y}{N}=\frac{26.04}{5}=5.208$$

$$\lg LD_{50}=\frac{10i\ (y_k-\bar{y})}{2\ (y_5-y_1)\ +\ (y_4-y_2)}+x_3$$

$$=\frac{10\times 0.1549\ (5-5.208)}{2\ (6.28-3.72)\ +\ (5.52-5.00)}+0.4472$$

$$=0.4472-\frac{1.549\times 0.208}{5.12+0.52}$$

$$=0.4472-\frac{0.3222}{5.64}$$

$$=0.3901$$

$LD_{50}=\lg^{-1}0.3901=2.456\text{mg/kg}$

$$Sx_{50}=\frac{10i}{[2\ (y_5-y_1)\ +\ (y_4-y_2)\ ]^2}\sqrt{\frac{50\ (5-\bar{y})^2+[2\ (y_5-y_1)\ +\ (y_4-y_2)\ ]^2}{\Sigma w}}$$

$$=\frac{10\times 0.1549}{[2\ (6.28-3.72)\ +\ (5.52-5.00)\ ]^2}\sqrt{\frac{50\ (5-5.208)^2+[2\ (6.28-3.72)\ +\ (5.52-5.00)\ ]^2}{24.77}}$$

$$=\frac{1.549}{26.21}\sqrt{\frac{2.015+26.21}{24.77}}$$

$$=0.0591\sqrt{1.1398}$$

$$=0.0591\times 1.608$$

$$=0.0631$$

所以：$LD_{50}=2.456\pm 0.0631\text{mg/kg}$

LD_{50}可信限$=2.456\pm 4.5\times 0.0631\times 2.456$

$=2.456\pm 0.6974\text{mg/kg}\ (p=0.95)$

②寇氏法计算：

$$\lg LD_{50}=X_k-0.5i\Sigma(p_1-p_2)$$

$$=0.7559-0.5\times 0.1549[(0.1+0.5)+(0.5+0.7)+(0.7+0.7)+(0.7+0.9)]$$

$$=0.7559-0.0775\times 4.8$$

$$=0.7559-0.3720$$

$$=0.3839$$

$LD_{50}=\lg^{-1}0.3839=2.420\text{mg/kg}$

$$Sx_{50}=i\sqrt{\Sigma\frac{p-p^2}{n}}$$

$$=0.1549\sqrt{\frac{0.1-0.1^2}{10}+\frac{0.5-0.5^2}{10}+\frac{0.7-0.7^2}{10}+\frac{0.7-0.7^2}{10}+\frac{0.9-0.9^2}{10}}$$

$$=0.1549\sqrt{0.085}$$

$$=0.0452$$

所以：$LD_{50}=2.420\pm0.0452\text{mg/kg}$

LD_{50}的平均可信限$=LD_{50}\pm4.5Sx_{50}LD_{50}$

$=2.420\pm4.5\times0.0452\times2.420$

$=2.420\pm0.4923\text{mg/kg}$（$p=0.95$）

二、注射液的热原检查（家兔法）

【实验目的】

学习家兔法检查注射液内热原的步骤与判断指标。

【实验材料】

动物：家兔。

药物：注射用氯化钠溶液（或其他注射液）、液体石蜡。

器材：婴儿秤、兔固定盒、肛门温度计、注射器、镊子、干棉球、酒精棉球。

【实验方法】

（1）器具的准备：实验中用的注射器及其他一切与供试品直接接触的器具均须事先经去热原处理；注射器、针头、镊子等可放在铝盒内，在250℃烘箱中，加热30分钟或180℃加热2小时，密封冷却后待用，每次去热原后的器具应在3天内使用。

（2）检品配制

①安瓿液体检品：应将安瓿顶部用酒精棉球消毒后再开瓶盖，用去热原的注射器抽取一定量的检品或按规定的注射浓度再吸取注射用水稀释混匀后注射。

②输液瓶液体检品：在打开铝盖后，用酒精棉球对皮塞顶部进行消毒，用去热原的注射器在酒精灯火焰旁吸取适量的空气（避免微生物从空气中混入），注入瓶内产生压力，以便顺利吸取药液，在每次吸取时均应更换去热原的注射器及针头。

（3）检查方法：实验前家兔停食2~3小时，用肛门温度计测量家兔体温，每隔30分钟测1次，共测2次，两次体温的差数不得超过0.2℃，以平均值作为该兔的正常体温，正常体温应在38.3~39.6℃的范围内，各兔间正常体温之差不得大于1℃。取合格的家兔3只，于测定其正常体温后15~30分钟内自耳缘静脉注入预热至37℃左右的供试品溶液的规定剂量，注入速度宜缓慢，剂量较大者，一般控制在15分钟内注射完毕，然后每隔1小时测温1次，共测3次，从3次测温中所得到的最高值减去正常体温，即为该兔体温升高度数。

（4）结果判断：如在3只家兔中，体温升高均在0.6℃以下，并且3只家兔体温升高总数在1.4℃以下，应认为供试品合格。

如3只家兔仅有1只体温升高0.6℃或0.6℃以上，或3只家兔体温升高均低于0.6℃，但升高总数达1.4℃或1.4℃以上，应另取5只家兔复试。如在复试时，5只家兔中体温升高0.6℃或0.6℃以上的家兔不超过1只，并且初-复试合并的8只家兔的体温升高总数不超过3.5℃，也应认为供试品合格。

【实验结果】

检品名称：

批号：

编号	体重（kg）	体温（℃）						
		正常			给药后			差值
		第1次	第2次	平均	第1次	第2次	第3次	
1								
2								
3								

检查结论：

【注意事项】

（1）测量肛温时，温度计的水银球端先蘸液体石蜡，用左臂抱兔，右手将体温计插入肛门，先向下再向上缓慢转动前进，如觉有阻碍时，可稍向左右试探或将兔尾提高或放低，以求得正确位置，插入深度各兔应一致，一般为3~5cm。测温1分30秒后轻轻取出体温计并记录。

（2）实验最好在15~25℃的环境中进行，在整个实验过程中室温变化不宜超过5℃。

（3）实验过程动作要温和，以免引起动物挣扎，若动物挣扎，应待其安静后再测体温。

【注释】

（1）某些微生物（尤其是革兰阴性杆菌）的遗体或其他代谢物注入体内（或某动物体内）以后，能引起发热等反应，这些能引起发热反应的物质统称为热原或致热质，其化学成分有蛋白质、脂多糖、核蛋白及它们的水解产物等。

（2）热原检查的方法有家兔法和鲎试剂法。家兔法是《中华人民共和国药典》规定的热原检查法，本实验记述的方法主要供教学实验使用。新药热原检查实验请参照《中华人民共和国药典》和其他有关规定进行。

（3）热原检查法以规定动物发热反应的程度来判定实验结果，没有标准品同时进行实验对照，因此必须严格按实验要求的条件进行实验。

（4）可用含有一定量内毒素或伤寒-副伤寒菌苗的检品用于试验，以使学生观察到阳性结果。也可用自制的非灭菌生理盐水或葡萄糖液作检品用于实验。

附：常需进行热原检查的药品及检查时的注射用量

注射用水	用无热原氯化钠制成0.9%的溶液，静注10mL/kg
氯化钠或复方氯化钠注射液	直接静注10mL/kg
葡萄糖氯化钠注射液	直接静注10mL/kg
25%或50%葡萄糖注射液	直接静注10mL/kg
枸橼酸钠注射液	以注射用水稀释成0.5%浓度，按10mL/kg缓慢静注
肝素注射液	以氯化钠注射液溶解成100U/mL溶液，静注5mL/kg
注射用盐酸土霉素	以氯化钠注射液溶解成500U/mL溶液，静注1mL/kg

三、刺激性检查

药物刺激性检查的实验方法，是将被试药物施用于局部组织，观察是否引起红肿、出血、变性、坏死等刺激症状，所获得结果可供了解该制剂的毒性及选择合理给药方法时的参考。一般供皮下或肌肉注射的新产品、滴眼、滴鼻、栓剂等制剂需进行刺激性实验。

1. 丹参注射液刺激性实验（家兔股四头肌法）

【实验目的】

学习家兔股四头肌刺激实验方法，掌握判断标准。

【实验材料】

动物：家兔。

药物：丹参注射液。

器材：注射器（2mL）、手术剪、手术刀、镊子、酒精棉球、兔固定箱。

【实验方法】

取家兔1只，剪去后肢外侧的毛，用酒精棉球消毒皮肤后，于一侧股四头肌处注射供试品1.0~2.0mL，于另一侧后肢的对应部位注射同容积生理盐水作为对照。48小时后由耳缘静脉注入空气将家兔处死，解剖观察注射部位肌肉组织的变化。

结果判断方法：

反应等级	刺激程度	符号	表现
0	阴性反应	-	无刺激，肌肉组织无任何变化
1	轻度刺激	+	肌肉充血，范围在0.5cm×1cm以下
2	中度刺激	++	肌肉红肿充血，范围在$1cm^2$左右

续表

反应等级	刺激程度	符号	表现
3	重度刺激	+++	肌肉红肿发紫，光泽消失，范围在 $1cm^2$ 以上，可见坏死点
4	严重刺激	++++	肌肉红肿发紫，光泽消失，坏死范围在 $0.5cm^2$ 左右
5	极严重刺激	+++++	肌肉发紫，光泽消失，大面积坏死

【实验结果】

给药部位	药物	表现	反应等级与刺激程度
左侧	生理盐水		
右侧	丹参注射液		

【注意事项】

(1) 剪毛时勿损伤皮肤，注射部位及注射器具需消毒，以防感染。

(2) 实验中需严格掌握注射部位、深度、角度。注射时将家兔膝关节弯曲，从膝关节正上方约 2cm 处以 30°~45°角度进针 3~4cm（6 号针头全部刺入），针尖距皮肤垂直深约 1.5cm，勿刺入肌鞘内。

【注释】

本法适用于检查供肌肉注射用制剂的刺激性。凡刺激性超过中度刺激的制剂不得用于肌肉注射，也不宜用于皮下注射、黏膜给药或创伤面给药。

2. 乌头水浸剂刺激性实验（家兔背部皮内法）

【实验目的】

学习家兔背部皮内刺激实验方法，掌握判断标准。

【实验材料】

动物：家兔。

药物：25%乌头水浸剂（按所需浓度加适量水浸泡 24 小时后，取其滤液）、生理盐水、脱毛剂。

器材：兔固定箱、烧杯、玻璃棒、注射器（1mL）、酒精棉球。

【实验方法】

取家兔 1 只，剪去背部的毛，范围约 6cm×8cm，剪毛后用水将此处湿润，然后用水将脱毛剂调成糊状均匀地涂在剪毛处，3~4 分钟后，将脱毛剂洗干净，脱毛后的皮肤应保持原来的肤色，不应发红或出现刺激症状。

将供试品和生理盐水各 0.1mL，分别注入家兔背部不同部位的皮内，各 2 处，使其各形成一丘疹，为了便于观察结果，用圆珠笔画出丘疹的边界。24 小时后查看注射供试品部位有无发红、肿胀现象，以无刺激反应者为合格，若红肿较严重，可用家兔的股四头肌法复试。

【实验结果】

给药部位	药物	给药部位表现	结果判断
1	生理盐水		
2	生理盐水		
3	乌头浸液		
4	乌头浸液		

【注意事项】

剪毛时勿损伤皮肤，以免脱毛剂引起受损部位皮肤红肿，影响结果。

【注释】

（1）脱毛剂配制方法：硫化钠 1 份，淀粉 7 份，洗衣粉 1 份。

（2）本法适用于注射液刺激性的初步实验。

3. 利福平眼药水刺激性实验（家兔眼结膜法）

【实验目的】

学习家兔眼结膜刺激实验方法，掌握判断标准。

【实验材料】

动物：家兔。

药物：利福平眼药水、生理盐水。

器材：兔固定箱、注射器（0.25mL）。

【实验方法】

取家兔 1 只，放在固定箱内，等其安静后观察正常时结膜的色泽和血管分布情况。然后将下眼睑拉成杯状，并用手指压住鼻泪管（以防药液流入鼻腔），分别于左右眼内滴入利福平眼药水和生理盐水各 0.1mL。1 分钟后，放开下眼睑任其自然流出。

给药后半小时内，每隔 5 分钟检查 1 次眼泪分泌情况，给药后 3 小时内，每隔 1 小时轻轻翻开眼皮，观察结膜的反应。以无明显的充血、流泪、羞明、水肿等刺激症状者为合格。

【实验结果】

给药部位	药物	给药部位表现	结果判断
左	生理盐水		
右	利福平眼药水		

【注意事项】

用于实验的家兔应无眼疾，否则影响结果。

【注释】

本法主要用于检查滴眼剂和其他黏膜用药的刺激性。如供试品为软膏则挤入约0.1g，另一侧挤入等量的软膏基质作为对照。

四、溶血性检查

多种中药（如党参、桔梗、远志、三七和人参等）含有皂苷，可引起溶血。注射剂中含有某些甾体化合物，精油或渗透压过低时也可能引起溶血，为了保证用药安全，供静脉注射用的注射剂，尤其是中药制成的注射剂，需做溶血性检查。在溶血性检查中尚可附带观察供试品有无红细胞凝聚作用。

【实验目的】

学习掌握溶血性检查方法，观察远志煎剂的溶血作用。

【实验材料】

动物：家兔（供采血用）。

药物：10%远志煎剂、2%红细胞混悬液、生理盐水、蒸馏水。

器材：注射器（20mL）、三角瓶、玻璃球、离心管、离心机、试管、试管架、恒温水浴、移液管（1mL、5mL）、吸耳球、量筒。

【实验方法】

取家兔1只，自心脏或耳缘静脉取血10~20mL，放入装有少许玻璃球的三角烧瓶中振荡，以除去纤维蛋白。将去除纤维蛋白的血液置于刻度离心管中加入适量的生理盐水后，以2000~2500转/分钟的速度离心5分钟，弃去上清液，再加入适量生理盐水离心，如此反复3~4次，直至上清液不呈现红色为止，然后按所得红细胞的容积，用生理盐水配成2%的悬液（如2mL红细胞加生理盐水至100mL）。

取试管7只，编号排列于试管架上，按下表加入各种溶液，轻轻摇匀后置37℃恒温水浴中保温（或在25~27℃的室温下放置），观察0.5小时、1小时、2小时、3小时的溶血情况。

结果判断：

溶血程度	现象
全溶血	溶液澄明、红色，管底无红细胞残留
部分溶血	溶液澄明、红色或棕色，底部尚有少量红细胞残留
不溶血	红细胞全部下沉，上层液体无色澄明
凝集	虽不溶血，但出现红细胞凝集，经振摇后不能分散

溶血用“+”表示，不溶血用“-”表示，将结果填入下表。

【实验结果】

试管号		1	2	3	4	5	6	7
2%红细胞悬液（mL）		2.5	2.5	2.5	2.5	2.5	2.5	2.5
生理盐水（mL）		2.4	2.3	2.2	2.1	2.0	2.5	—
蒸馏水（mL）		—	—	—	—	—	—	2.5
远志溶液（mL）		0.1	0.2	0.3	0.4	0.5	—	—
结果	0.5小时							
	1小时							
	2小时							
	3小时							

【注意事项】

（1）实验时按表中顺序加液，即先加红细胞悬液、生理盐水或蒸馏水，后加被试药物，避免局部药液浓度过高或加液顺序不同影响结果。

（2）各试管在保温观察过程中应不再振摇。

【注释】

（1）可在取血后用棉签搅拌除去纤维蛋白。

（2）一般认为凡1小时内第3管或第3管以前的各管出现溶血、部分溶血或凝聚反应的制剂即不宜作静脉注射之用。

【思考题】

（1）试验中第6管和第7管的作用是什么？

（2）哪些与药物有关的因素可引起溶血？

附　录

一、常用实验动物的生理参数

1. 常用实验动物心率与血压

动物	心率（次/分钟）	血压（kPa）收缩压	血压（kPa）舒张压
猴	14.66~25.06	8.66~20.26	
猪	19.20~24.66	13.06~16.0	
犬	70~120	12.66~18.13	13.06~16.0
		14.4~25.19*	10.0~16.26*
猫	120~140	12.7~18.93	4.67~11.33
		8.93~28.8*	
兔	120~300	12.66~17.33	8.0~12.0
豚鼠	260~350	3.73~18.66*	2.13~12.0*
大鼠	200~500	13.06（10.93~16.0）	……
		11.73~24.53*	7.73~19.33*
小鼠	320~700	12.06~18.4	……
		12.66~16.66*	8.9~12.0*

* 为麻醉状态

2. 实验动物心电图常数

指标		测定单位	小鼠	大鼠	豚鼠
动物数			400	280	50
体重		克	15~30	180~350	400~700
心脏收缩数		次/分钟	625（470~780）	475（370~580）	280（200~360）
心房传导性 P		毫秒	—	17（12~20）	20（16~24）
房室传导性 P-Q		毫秒	34（30~40）	48（40~54）	63（60~70）
室间传导性 QRS		毫秒	10（10~15）	13（10~16）	13（12~14）
电收缩持续性 Q-T		毫秒	55（45~60）	74（62~85）	130（120~140）
峰值电压	P	毫伏	0.1（0~0.2）	0.1（0~0.2）	0.1（0~0.2）
	R	毫伏	0.4（0.2~0.6）	0.5（0.3~0.8）	0.7（0.3~1.2）
	T	毫伏	0.2（0~0.5）	0.2（0.1~0.4）	0.2（0~0.5）

3. 常用实验动物血液黏稠度、比重、pH 值及体温

动物	血液黏稠度	血液比重			血液 pH	体温（直肠）（℃）
		全血	血浆	血细胞		
犬	4.6（3.8~5.5）	1.059	1.029~1.034	1.090	7.36（7.31~7.79）	38.5（37.5~39.7）
猫	4.5（4.0~5.0）	1.054	1.055	……	7.35（7.24~7.40）	38.7（38.0~39.5）
兔	4.0（3.5~4.5）	1.050	1.029~1.034	1.090	7.35（7.21~7.57）	39.7（38.5~39.7）
豚鼠	……	1.060	1.029~1.034	1.090	7.35（7.17~7.55）	38.6（37.8~39.5）
大鼠	……	……	1.029~1.034	1.090	7.35（7.26~7.44）	39.0（38.5~39.5）
小鼠	……	……	1.029~1.034	1.090	7.35（7.26~7.44）	38.0（37.0~39.0）

二、常用生理溶液的成分与配制

名称		台氏液（Tyrode）	任氏液（Ringer）	德氏液 II（De jalon）	改良 Krebs	Thornton
用途		肠管	蛙心	子宫	血管平滑肌	气管平滑肌
成分及含量（g/L）	NaCl	8.0	6.76	9.2	6.91	6.2
	KCl	0.20	0.09	0.42	0.35	0.46
	$CaCl_2$	0.20	0.117	0.06	0.28（单配单溶）	0.05
	$MgCl_2$	0.1	–	–	–	0.09
	NaH_2PO_4	0.05	–	–	–	0.1
	KH_2PO_4	–	–	–	0.19	–
	$MgSO_4 \cdot 7H_2O$	–	–	–	0.29	–
	$NaHCO_3$	1.0	0.225	0.5	2.10	2.52
	葡萄糖	1.0	–	0.5	0.9	–

三、几率单位和权重系数表

几率单位 权重系数	0	1	2	3	4	5	6	7	8	9
0	– –	2.67 0.072	2.95 0.121	3.12 0.159	3.25 0.194	3.36 0.225	3.45 0.252	3.52 0.276	3.59 0.301	3.66 0.322
10	3.72 0.343	3.77 0.360	3.83 0.379	3.87 0.395	3.92 0.412	3.96 0.425	4.01 0.442	4.05 0.455	4.08 0.467	4.12 0.478
20	4.16 0.490	4.19 0.500	4.23 0.512	4.26 0.520	4.29 0.529	4.33 0.540	4.36 0.548	4.39 0.555	4.42 0.563	4.45 0.570
30	4.48 0.576	4.50 0.531	4.53 0.587	4.56 0.593	4.59 0.599	4.61 0.602	4.64 0.608	4.67 0.612	4.69 0.615	4.72 0.618

续表

几率单位 权重系数	0	1	2	3	4	5	6	7	8	9
40	4.75 0.622	4.77 0.624	4.80 0.627	4.82 0.629	4.85 0.631	4.87 0.633	4.90 0.634	4.92 0.635	4.95 0.636	4.97 0.636
50	5.00 0.637	5.03 0.636	5.05 0.636	5.08 0.635	5.10 0.634	5.13 0.633	5.15 0.631	5.18 0.629	5.20 0.627	5.23 0.624
60	5.25 0.622	5.28 0.618	5.31 0.615	5.33 0.612	5.36 0.608	5.39 0.602	5.41 0.599	5.44 0.593	5.47 0.587	5.50 0.581
70	5.52 0.576	5.55 0.570	5.58 0.563	5.61 0.555	5.64 0.548	5.67 0.540	5.71 0.529	5.74 0.520	5.77 0.512	5.81 0.500
80	5.84 0.490	5.88 0.478	5.92 0.467	5.95 0.455	5.99 0.440	6.04 0.425	6.08 0.412	6.13 0.395	6.18 0.379	6.23 0.360
90	6.28 0.343	6.34 0.322	6.41 0.301	6.48 0.276	6.55 0.252	6.64 0.225	6.75 0.194	6.88 0.159	7.05 0.121	7.33 0.092

（上行：几率单位，下行：权重系数）

四、常用非挥发性麻醉药

名称及常用浓度	剂量（mg/kg）						麻醉持续时间与特点
	小鼠	大鼠	豚鼠	家兔	猫	犬	
乌拉坦（20%~25%）	1000~1500（ip）	1000~1500（ip）	1000~1500（ip）	1000~1200（iv） 1000~1500（ip）	1200~1500（ip）		2~4小时。对呼吸和神经反射影响小，但可降低血压
戊巴比妥钠（1%~4%）	45~50（ip）	40~50（ip）	40~50（ip）	25~30（iv） 30~40（ip）	30~40（ip）	25~30（iv） 30~40（ip）	2~4小时。最常用，对血压、呼吸影响较小，但肌松不完全
硫喷妥钠（2%~4%）				20~30（iv）	30~50（ip）	20~30（iv）	约30分钟。可用于诱导麻醉
苯巴比妥钠（10%）					140~160（ip）	90~120（iv）	8~12小时。需15~20分钟才进入麻醉状态，麻醉后比较稳定
水合氯醛（10%）	3500~4000（ip）	3500~4000（ip）					3~5小时。肌松比较完全

（ip：腹腔注射，iv：静脉注射）

五、常用抗凝剂的配制

1. 肝素

最常使用的体内、外抗凝剂。

体外抗凝：取 1%肝素溶液 0.1mL 于试管内，旋转试管，使溶液均匀浸湿试管内壁，放入 80~100℃烘箱烤干，每管能使 5~10mL 血液不凝。急性血压实验时，可在充满生理盐水的动脉套管内注入 1%肝素溶液 1~2mL。

体内抗凝：静脉注射每次 500 ~1000u，1 次/3~4 小时。

2. 枸橼酸钠

3.8%枸橼酸钠溶液按 1∶9 的比例与血液混合，用于测定红细胞沉降速率。急性血压实验可用 5~7%溶液。

供生化检验的血液样品不宜用本品抗凝。

3. 草酸钾

常用于供检验用血液样品的抗凝。在试管内加饱和草酸钾溶液 2 滴（或 10%溶液 0.2mL），轻轻敲击试管，使溶液分散到管壁周围，置于 80℃以下的烘箱中烤干（温度过高可使草酸钾分解而失效），每管可使 3~5mL 血液不凝。供钾、钙含量测定的血液样品不能用草酸钾抗凝。

4. 乙二胺四乙酸二钠（EDTA-Na_2）

与钙结合能力比枸橼酸钠强 10 倍，是一种强力抗凝剂。体外抗凝用 1%溶液。取 EDTA-Na_2 1g，NaCl 0.7g，加蒸馏水至 100mL，过滤后使用。